さびない女を
作る

46歳からのキレイの医学

JUNKO UMIHARA
海原純子

はじめに――さあ、これからスタートしよう

はじめまして。海原純子《うみはらじゅんこ》です。

『さびない女を作る　46歳からのキレイの医学』というタイトルをご覧になって、もしかすると「キレイ」なんてどうでもいいわ、と思った方がいらっしゃるかもしれません。四〇代半ばを過ぎると、もう若くはないし、体力も気力も衰え、この先、年を重ねることへの不安も募ってくる――。自分をケアしたり、キレイでいようとすることが面倒になることもあるかもしれません。また、環境の変化や社会不安、ストレスを感じることが多い昨今、自分をキレイにしようという余裕がない、という方もいらっしゃるかもしれません。でも私は、「キレイ」は人生の大事な要素の一つではないかと思うのです。

例えばデスクの上はキレイなほうが見た目がいいですし、台所も、ハンドバッグの中もキレイなほうが気持ちがいい。文字もキレイなほうがいいし、言葉遣いもキレイなほうが好感を持たれますよね。体も心も同じです。「キレイ」は、ポジティブな力を与えてくれます。というわけで、人生後半を、キレイに、さびない自分で生きていくために、自分の持っている要素をもう一度見つめ直し、「キレイ」について考えてみよう、とご提案することが本書のテーマです。

さて、少しだけ私の自己紹介をさせてください。

私は心療内科の医師で専門はストレス性疾患。大学での仕事のほか、産業医の仕事をしています。二〇一六年までは東日本大震災の被災地のサポートをしていました。また医療のほか、原稿を書いたり、ジャズのライブをしたりしています。

ジャズのライブ、というとずいぶん医療と違うことをしているように思われるかもしれませんが、これには理由があります。

医学生だった私の父は、第二次世界大戦中、広島に滞在していたとき救援活動に携わり被ばくしました。その影響で免疫低下が起こり重症の結核に罹患《りかん》したため、その後遺症によって何度か仕事ができない状態になりました。そのため私は医学部の学生時代、新宿のクラブで専属歌手をして生活費を得て大学を卒業しました。医師になってからは音楽から離れていましたが、一五年ほど前からまた歌の世界に戻り定期的にライブをしているというわけです。

さてそれでは本題に入りましょう。キレイ、っていったいどんなことでしょう？

若いころは容姿が美しいことに憧れ、美人はいいなあ、といつも思っていました。でも医師の仕事で多くの方とお会いしかかわる中で、「あ、この方、こんなにキレイなんだな」と思う瞬間があることに気がつきました。そしてその瞬間というのは、その方の容姿とはほとんどかかわりがないのです。

どんな瞬間かというと、その方がご自分の熱中していることを語る瞬間だったり、楽しいことがあったと語る瞬間だったり、新しいことに向かって何かを始めようとするときだったり、しがらみを振り切り一歩踏み出そうとするときだったり、様々なのです。瞳が輝き、心の中が輝く瞬間が美しいのですね。また、美しい姿勢でいることや、日々のケアで、明るく健康的なキレイを作ることもできます。

そう、容姿がどうあれ人は美しく輝くことができるのです。

そこで、本書では、日々の生活の中でのちょっとしたことで、実践しやすいキレイになれる方法をご提案していきたいと思います。

もくじ

chapter 1

キレイを作る、ちょっとの習慣

chapter 2

体の中からキレイになる

chapter 3

心とキレイは連動する

chapter 4

年をとるごとにキレイになる

＊のついている言葉の説明は、各テーマの最後のページに入れています。

chapter

1

キレイを作る、ちょっとの習慣

「姿勢」が心に影響する。体を見直そう

目線を空に向ける

いま、あなたはどんな姿勢でこの本をお読みでしょうか？　椅子に腰かけ、テーブルにはコーヒーカップでしょうか？

まず、椅子に深く腰かけ、背筋を伸ばしてみてください。次に立ち上がり大きく息を吐いてから背筋を伸ばし、目線を少しだけ空の方向に向けてください。空に向かって息を吸いながら両腕を大きく上に伸ばす。息を吐いたらもう一回大きく伸び。三回ほど繰り返すと少しすっきりするはずです。気分が変わりませんか？

姿勢は心に影響を与えます。以前、自分に自信がなく、会社に行くと人の視線が気になり、何かいわれているような気がして怖いという女性がいました。自分の絵を描いてもらったところ、下を向いている瞳を描き、「これが私。いつも下を向いている」とおっしゃいました。

「そうなんですね、いつも下を向いているから人の視線が気になるのかもね」とお答えし、さらに「じゃあ、これから会社で少し目線を上げてみませんか。下を向いてるから人の表情がわからないし、見えないから不安になるのかもしれませんよ。上を向いて周りを見たら、みんなが自分のことを見ているわけではなく、それぞれほかのことをしているのがはっきりわかりますから」とアドバイスをしました。

それからその方は、会社で姿勢をよくして目線を上げるようにして過ごしました。翌月いらした彼女は「不思議ですね。姿勢をよくしていると不安な感じが少なくなり、あんまり怖いと思わなくなりました」とおっしゃり、軽く笑顔さえ見せるようになりました。

姿勢と心の関係

姿勢、つまり体の体勢は心の状態にかかわります。一日に何度か姿勢をまっすぐにして目線を上げてみてください。

私はよく猫がぴんとしっぽを立てて歩く姿を想像して、そのイメージで歩いたりします。自分に自信がないとき、嫌なことがあったとき、つらいとき、もちろんうれしいときも、姿勢をしゃんとすると心がしゃんとして前を向けるのです。そして時々空に向かって両腕を伸ばしてください。

そんなときのあなたは、きっとキレイなはず。試してみて。

chapter 1
Nº 2

「隙間時間」でキレイに

一日の流れを点検しよう

ちょっとした時間を使って、「キレイ」につなげませんか？

ジムに行ったり、美容院に出かけたり、そんな時間はとれないし、お金もかかる。ならば、ほんの少しの隙間時間を利用して、キレイになろうじゃありませんか？

私も忙しくて、なかなかまとまった時間がとれません。ですからちょっとした時間を、有効に使いたいと思っています。

そこで今回のテーマは、「隙間時間を上手に使おう」です。

1　朝のパック

あなたは、毎朝何時ごろ起床しますか？　ご家族と暮らしている場合、女性は家族の中で一番早く起きることが多いのではないでしょうか？　ならばこの時間、家族が起きてくる前の一五分ほどを自分のために使いませんか？

私は朝起きて顔を洗ったあと化粧水をつけ、アルガンオイル*を塗り、さっとパックを塗ります。わずか二分ほどで塗り終わります。このままパックをして朝食の支度をします。パックを塗った顔を家族に見られる前に、朝食の準備をしながらできてしまう簡単な方法です。化粧ののりもよくなりますし、おすすめですよ。

2　歯磨きついでにお口ストレッチ

歯磨きをしたあと、どうしてますか？　歯磨きのあと何もしないのはもったいないですよ。コップの水を口に含み（洗口剤などを入れてもいいです）、口の中でぶくぶくまわしましょう。口の周りの筋トレです。ほんの一分ほどするだけで、口の中が広がったような感じがしませんか？　水を口から出し、そのあと何もふくまずに唇を左右に動かしてみてください。ほんの一〇秒くらいでいいですよ。がんばり過ぎず、気持ちがいいくらいで十分。口輪筋のストレッチで、顔がすっきりします。

さらに手をキレイに洗って、口の中に人差し指を入れて、頬の内側をマッサージすると顔がすっきり。これもほんのちょっとの時間で十分です。

3 テレビのCM中に目のストレッチ

テレビのCMの間にトイレに行ったり、お茶をいれたりすることが多いですね。そのほかにも「テレビの隙間時間」をキレイのために使いませんか？

それは目のストレッチです。目を必ず閉じて、眼球を左右に動かしてから、ゆっくりくるくるとまわします。スピードはゆっくりと行うのがコツです。眼球を動かすことで、目の周りの筋肉をストレッチするのです。右回しをしたら、次は左回しにというように、方向を変えてまわしてください。目の周りの筋肉がゆるみ、目の疲れがとれます。

私はこれをパソコン作業の合間にしています。スマホでＬＩＮＥなどをすることが多い方は、途中で二、三分するだけで、目がすっきりするはずです。

4 買い物に行く道を大股で

日用品の買い物に行く道を、利用しましょう。買い物帰りは荷物が多いのでできませんが、買い物に出かけるときは荷物が少ないはず。荷物が少ないときは「歩くこと」を「キレイ」につなげましょう。なるべく人通りがないところを選び、また自転車などが通らないときがあれば、三〇秒くらい歩幅を大きくして歩いてみます。私は前後に人が多くないときは、こうして大きな歩幅で歩きます。

脚の後ろにある「ハムストリング」という大きな筋肉がしっかり伸ばせます。また、おしりが下垂して太ももとおしりのお肉がだぶつくのを防ぐことができます。

おしりのお肉が落ちてだぶつくのは嫌ですから、もうすでに落ち気味の方も隙間時間を利用して挑戦してみてください。ただし、車や自転車に気をつけて、なるべく道が空いたタイミングでどうぞ。おうちが広い方は、家事の合間に大股で歩くことを心がけてもいいですね。

5 階段を意識的に上る

階段の昇降がカロリー消費に大事なのは皆さんご存じですが、さらに上級編では意識的に筋肉を使い脚を美しくしましょう。階段を上るときは太ももの前側の筋肉をまず上げる、という意識で上ります。そう意識すると脚が高く上ります。気持ちがいいですし、「この筋肉を使っているよ」という意識をすることだけで単なるカロリー消費だけでなく、キレイな脚を目指せます。

ちょっとした小物を利用する

1 小さなバランスボール

ちょっとした小物があると隙間時間活用に便利、ということがあります。

私は、小さなバランスボールを使います。夕食の支度をしている間などで、小さなバランスボールを左右の足の間に挟み、一〇回ほどスクワットします。

2 テニスボール

テニスボールをお持ちの方は、ボールの上に土踏まずを乗せ、ころころ動かします。バランスを崩して転ばないように気をつけましょう。

3 手ぬぐい

台所にストレッチ用手ぬぐいを置いておき、両手に持って腕を上げて、体を伸ばしたりしてストレッチします。

隙間時間を活用することは、自分の生活の中で体をいたわり手入れするためには何ができるかな、と考える機会になります。人によりそれぞれやり方があるはずなので、「隙間時間を活用することを見つける」という視点を持つことと、実行することは単に「キレイになる」というだけでなく、自分の人生を十分に生きることにつながると考えています。

＊ アルガンオイル…アルガンノキの種子から得られる植物油。

隙間時間に小物を使ってエクササイズ

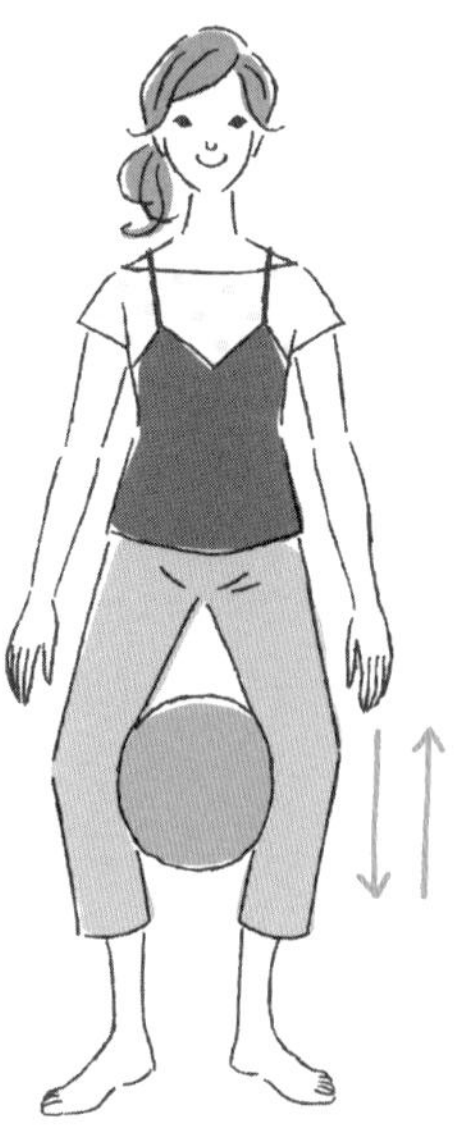

バランスボールを
左右の足の間に挟み、
10回ほどスクワットする。

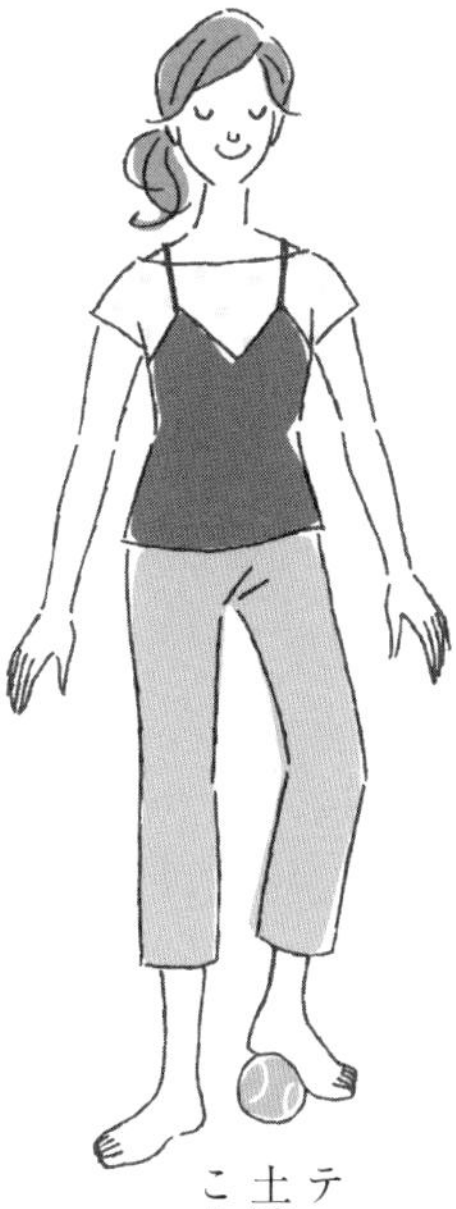

テニスボールの上に
土踏まずを乗せ、
ころころ動かす。

におい対策は、キレイの基本

気になる加齢臭

四〇代後半になると、「このごろ、自分の加齢臭が気になる」という方が多いですね。また「他人のにおいが気になる」という方も増えています。加齢臭だけではなく、においは気になるものです。では、「におい対策」はどのようにすればいいのでしょう？　まずは「においチェック」をしてみましょう。

［においチェック］

- 家事や散歩などで汗ばんでも、そのままにして過ごすことが多い。

- お風呂に入らず、シャワーだけですますことが多い。
- 運動はあまりしない。
- たばこを吸う。または家族に喫煙者がいる。
- 野菜はあまり食べない。
- 揚げ物や脂っこいものが好き。
- 毛穴が開き気味だ。
- 食後すぐに、歯を磨かない。
- 清涼飲料水が好きで、よく飲む。
- 歯間ブラシや、デンタルフロスを使わない。
- 鼻やのどの炎症をよく起こす。
- 玉ねぎ、ニンニク、エシャロットなどを料理に使うことが多い。
- 歯が長くなった気がする。
- 歯磨きをすると、血が出る。
- 朝起きると、口の中がねばねばする。

・歯肉が赤く腫れている。
・洗濯のとき、化学物質系の柔軟剤を使う。

当てはまる項目が多いほど、においを発している可能性が高くなります。

口のにおいの原因とは？

1　誰にでもある口臭

年齢が上がると、罹患率が増えるのが歯周病です。歯周病は三〇代以降は要注意です。

歯周病は歯と歯肉の間の溝に歯垢がたまり、この歯垢の中に細菌がすみついて毒素を生産することで進行します。これが口臭の原因になります。

朝起きたとき、口の中がねばねばする、歯が長くなった感じがするときは、歯と歯肉の間の溝である「歯周ポケット」ができている可能性があり、ここに歯垢がたまります。食事のあとすぐ歯を磨かなかったり、外出先で清涼飲料水などを飲んで砂糖成分が口内に残留している場合は、歯周病が起こりやすくなります。

2 飲酒や果物を食べたあとが要注意

お酒やワイン、果物などpH*（酸性、アルカリ性の目安）が低く酸性成分が口内に残っている場合、歯が溶ける酸蝕《さんしょくし》歯が原因で歯周病が起こりやすくなります。外出先で歯を磨くことがむずかしい場合は、うがいをしたり、口に水を含んだりすると、口内のpHが酸性に傾くのを予防できます。外出先での会食の場合は、このような工夫をしてみてください。

3 歯ブラシは何種類持っていますか？

あなたは何種類の歯ブラシを持っていますか？　歯周病を防ぐには歯と歯肉の境目をきちんと磨くこと、また歯茎をマッサージすることが大事です。

私は三種類の電動歯ブラシを使い分けています。一本目は全体的に磨くもの、二本目は細かい隙間を磨くもの、三本目は歯茎をマッサージするものです。また歯茎を傷《いた》めない柔らかい歯間ブラシと、デンタルフロスを用意してハンドバッグに入れています。歯間ブラシは、歯と歯の間に詰まった細かい汚れをかき出すことができます。

4 定期的に歯のおそうじを！

半年に一度は歯科でクリーニングしてもらい、歯垢をとってもらいましょう。昨年、歌手・堀ちえみさんの舌がんの報道で驚かれた方も多いと思います。口の中を調べてもらう際に、口内のがんなどのチェックもしてもらってください。口臭が心配な方は、「口臭チェッカー」などが三〇〇〇円くらいで市販されているので、利用してもいいでしょう。

体臭と加齢臭を防ぐ

「汗と皮膚表面の雑菌」から発生するのが体臭です。体臭は、汗腺《かんせん》が主な発生場所になります。

汗ばんだままにしておくと、脇の下などからにおいが発生します。

汗ばむ季節は、ウェットティッシュを常備して外出先で脇の汗を拭く、さらにそのあと乾いたタオルで脇を押さえておくなど、汗を残さないことがにおいを防ぐことにつながります。

また下半身のにおいは下着を工夫すると軽減できます。薄着の季節になると、「スマートに見せたい」という思いから、きついボディスーツやガードル、パンストなどをつけたくなります。

しかしそのような下着に使用されている化学繊維は通気性が悪いため、汗がたまりやすく臭気が発生します。さらにそのほかのにおい、例えば洗濯時に化学物質系の柔軟剤をたくさん使用していると、汗と混じり、臭気がひどくなることがあります。

下着は通気性がよいものが、おすすめです。

加齢臭は「ノネナール」という物質が原因で、主に皮脂腺という場所で発生します。皮脂腺から出た物質が空気に触れて、酸化して起きるにおいです。加齢臭には、体全体の抗酸化を目指すことで対策をしましょう。

抗酸化作用があるものとしては、ビタミンA、C、Eは酸化を防止する作用があるので、緑黄色野菜のブロッコリー、果物の柑橘類など、またオリーブオイルやグレープシードオイルなどを食事にとり入れましょう。

加えて、有酸素運動を定期的に行いましょう。水泳、ジョギング、ウォーキングなどを毎日二〇分程度しましょう。

こうした対策をしてにおいを防ぎ、快適に過ごしてください。

＊　ｐＨ…酸性・アルカリ性の度合いを数字で表すもの。

夏の体をすっきり！

堂々と、生き生きと過ごすために

「夏までにやせよう」と目標を持つことが少なくなっていませんか？
四〇代後半を過ぎて、若くもないし、「もう、どうでもいいわ」と思ってはいませんか？　やせるとか太るとか、そういうのは見た目だけのこと、と軽く考えている方もいらっしゃると思います。

ですが、夏場は少しすっきりとしていたほうが涼しそうに見えますし、自分でも気分がいいのでは、と思います。やせなくてもいいけれど、腕をすっきりさせて半袖姿でも堂々としていたい、顔の表情を明るく生き生きさせていたいですよね。

そこで、そんなにがんばらなくてもいいけれど、涼し気に軽やかに見える体になるために、四週間のプログラムを立ててみました。まずは、四週間だけ試してみませんか？

第一週

最初の週は、夏向きの体を作るために、ウォーミングアップをしましょう。テーマは、朝と夜のメリハリ・エクササイズと、リラックスです。

朝いつもの起床時間より、五分だけ早く起きます。顔を洗ったら、お手持ちのクリームパックを顔に塗ってください。窓を開けて空を見上げ、深く息を吸いながら心の中で五まで数えて、ゆっくりと両腕を上げてください。そのまま両手を合わせて空に向かって「うーん」と伸びをしてから息を吐いて、腕を下ろします。これを、最低三回繰り返します。

こんな風に腕を伸ばして深呼吸すると、なぜかもうちょっと体を動かしたくなるはずです。体を左右にねじるなど、自由に五分ほど体を動かします。そのあとはパックを洗い流し、いつもの朝の仕事をなさってください。

夜は床に入る一時間前に、テレビやスマホの電源を切ります。お風呂上がりに、足の裏とふくらはぎを五分間マッサージしましょう。

できればお好みのオイル、例えばホホバオイルやアルニカオイルなどを使い、心臓に向かってマッサージします。続いて目を閉じて、眼球をゆっくり時計回りに数回（私は三回ほど行います）、反時計回りに数回、まわします。

目を閉じてから行うことが大事で、目の疲れがとれてすっきりします。まわしているときに、何か引っかかる感じがする場合は、さらに数回ゆっくりと、引っかかる感じがなくなるまでまわします。

目がショボショボしているようなときは、電子レンジで蒸しタオルを作り、やけどをしないように気をつけながら、まぶたを閉じて両目の上にのせて一〇分ほど温めると、目の疲れがとれ、リラックスもできて寝つきがよくなります。翌朝の顔の表情がよくなるはずです。

ただし、タオルはくれぐれも熱くし過ぎないように気をつけてください。蒸したオルでなく、市販の蒸気アイマスクなどを利用してもいいでしょう。

第二週

第二週は「腕をすっきり」がテーマです。

これは昼間から夕方に、トライしてください。

五〇〇ミリリットルのペットボトルを、二本ご用意ください。一本ずつ手に持ち、体を左右にまわします。反動でまわさず、ゆっくり体をひねる感じです。

数回まわしたら（私は一〇回まわします）、今度は両手で一本のペットボトルを持ち、頭の高さまで上げます。第一週で腕を上げる運動をしたので、腕が上がりやすくなっているはず。これを一〇回ほどどうぞ。肋骨周りや、腕の後ろ側の筋肉が伸びる感覚がつかめると思います。

そのあと今度は右腕、左腕と順番に腕一本でペットボトルを持ち、同じように頭の上まで上げます。腕と脇のあたりがすっきりします。

第三週

第三週のテーマは、「顔の筋肉をゆるめる」です。

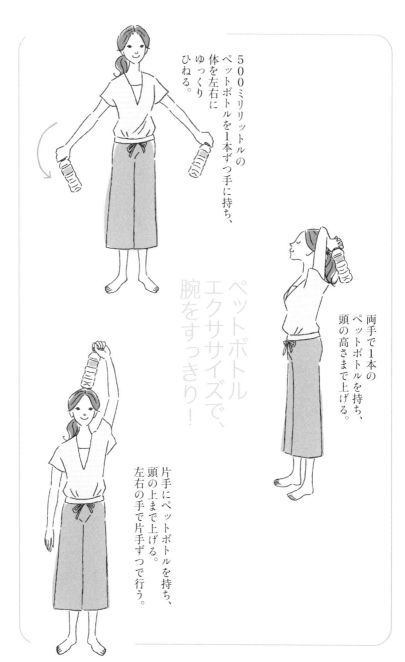

ペットボトルエクササイズで、腕をすっきり！

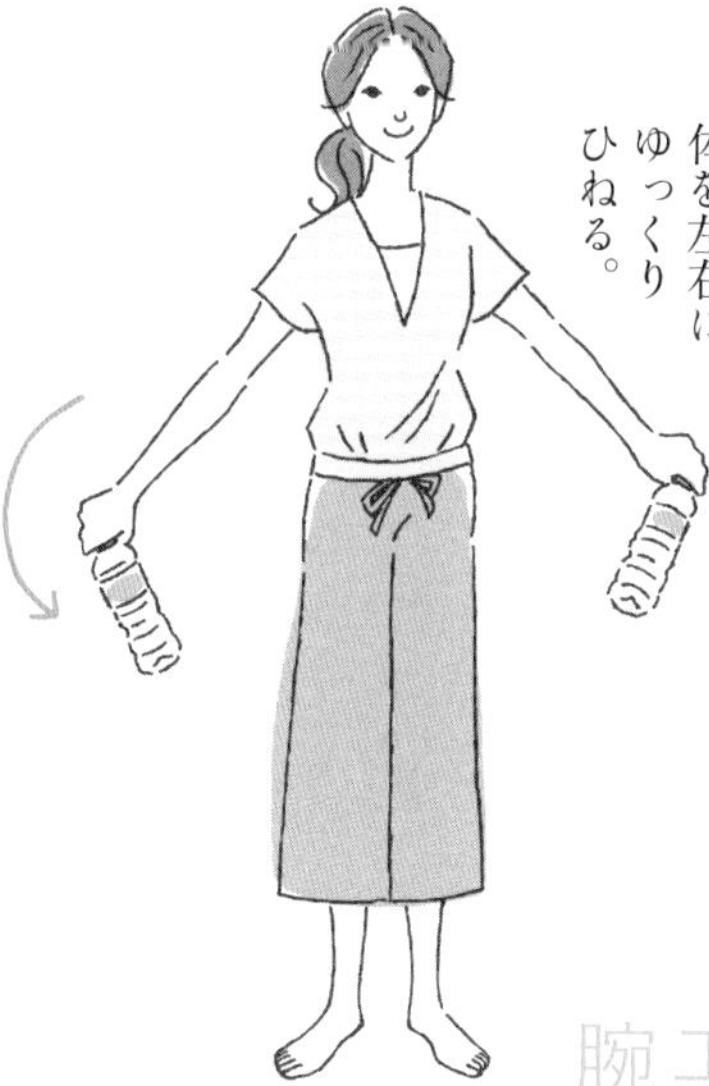

500ミリリットルのペットボトルを1本ずつ手に持ち、体を左右にゆっくりひねる。

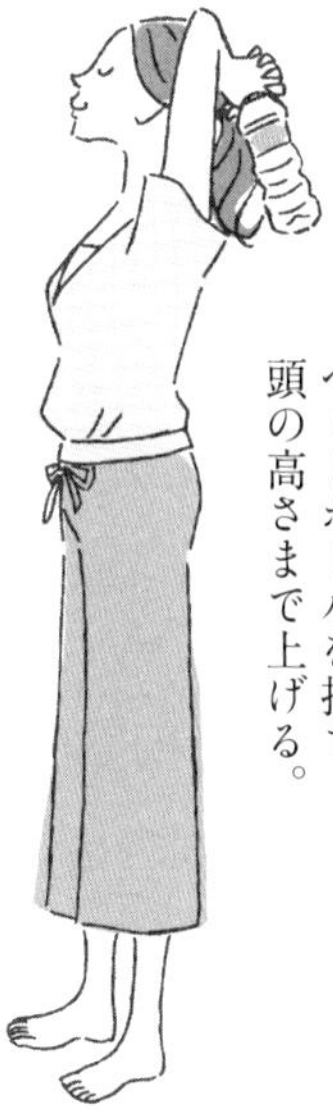

両手で1本のペットボトルを持ち、頭の高さまで上げる。

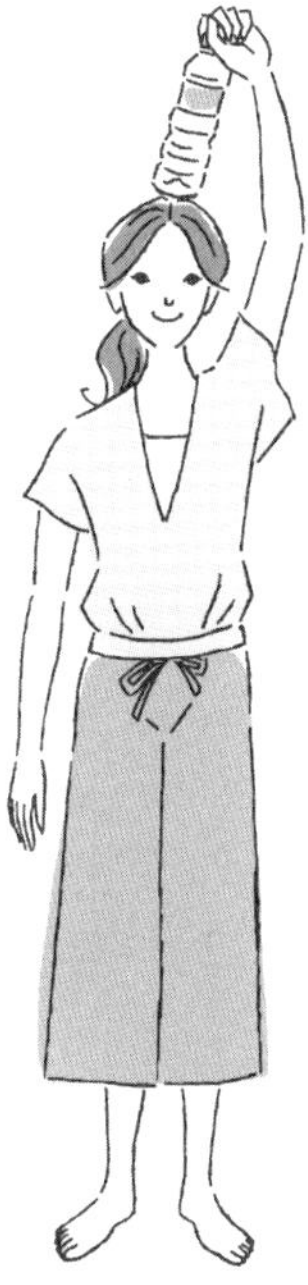

片手にペットボトルを持ち、頭の上まで上げる。左右の手で片手ずつで行う。

顔がこわばっていると、いじわるそうに見えて何となくこわい、近寄りがたい雰囲気になります。顔の表情がゆるむと、自分でも気分がよくなるはず。そこで第三週は顔のストレッチです。

朝食、昼食、夕食のあと鏡の前に行き、「一、二、三」と三つ数えながら力を入れて顔のパーツを思い切りきゅっと中心に寄せ、そのあと一気に力を抜きます。力を抜くと同時に、ためた息を吐いて口を開けます。これを三回ほどどうぞ。

顔の筋肉がゆるみ、顎の周辺の緊張がとれるはずです。ついでに顎関節周辺(こめかみあたりです)と、耳たぶもマッサージしてください。

さらに口角を上げて、ニッコリ微笑む表情をしてみます。このような表情をすると、気分が上向きになるという心理学の実験結果がありますから、一日三回こんな表情をしてみてください。

また、前述しましたが、食事のあと歯を磨き、手をキレイに洗って人差し指を口に入れ、頬の裏側を軽くマッサージすると、顔の緊張がとれて表情がゆるみます。

第四週

第四週のテーマは、「抗酸化」です。紫外線が増え、シミやしわが増える季節は、日焼けによるストレス、紫外線によるダメージ＝「光加齢」を防止するための抗酸化週間にしましょう。

抗酸化作用のあるビタミンA、C、E、を十分にとることはご紹介済みですが、アントシアニンを含む食品を多めにとることも忘れてはいけません。ブルーベリーやハスカップ、アロニアなど紫色の果物を見つけて、積極的に食べる一週間にしてはどうでしょう。

以上、こんなプログラムを立ててみました。第一週に始めた習慣を、次の週も続ければ効果は倍増。時々でもいいので、トライしてください。何かが変わるはずです。

髪を健康に保つ

髪の悩み、ありませんか？

四〇代後半になると、髪の悩みを持つ方は多いですね。白髪が増えた、髪にハリやつやがないなどなど。最近はグレイヘアが話題になっていますが、大事なのは色より、髪自体が元気を保っているかどうかだと思います。

そこでまずは、あなたのヘアケアについてのチェックをしてみましょう。

［ヘアケアチェックをしよう］

- 髪がまとまらなくなってきたので、とりあえずカットして短くしている、あるいは伸ばしっぱなしにして束《たば》ねている。
- 一年中シャンプーとリンスは、同じものを使用している。
- ドライヤーを使うと髪が傷むので、自然乾燥でドライヤーは使わない。
- べたつくから髪にオイルは使わない。
- 夏場、日傘を差さずに買い物に出たり、散歩したりする。
- プールで泳ぐ習慣がある。
- 肩こりが続いている。
- 髪を束ねたり、アップにすることが多い。
- カーラーを使って髪をセットすることが多い。
- 美容室でパーマやヘアカラーを頻繁にしているが、トリートメントはしない。
- 最近ダイエットに成功して、一か月で四キロ以上減量した。
- 食事は野菜中心で、肉や魚は少ない。

いかがでしょう。当てはまる項目が多いほど、髪が傷んでいるといえます。髪は傷みやすいので要注意です。

では、どんな点に注意すれば髪の健康を保つことができるのでしょうか？

髪の健康を保つには

1 面倒だから、という意識を改革しよう

年をとって白髪が出てきたし、伸ばすと白髪が目立つから短くしてしまおう、という方がいます。あるいは髪のボリュームがなくぺちゃんこになるから、それを目立たないようにするために長く伸ばしたまま束ねる方も。いつも束ねていると頭皮の血液循環が悪くなってしまいます。

まずは自分がどんなヘアスタイルにしたいか、自分に似合うのはどんなスタイルか、そして似合うヘアスタイルにするためにはどんな髪の手入れが必要かについて考えましょう。白髪でもつややかな髪は銀髪になります。それを目指しましょう。

2 頭皮の手入れをしよう

肌の手入れはするけれど、頭皮はほとんど手入れをしていない、という方は多いと思います。頭皮のケアについては、二つの方向からアプローチしましょう。

第一は血液循環です。髪は頭皮内部から伸びているので、土台となる頭皮の血液循環が悪くなると、栄養成分が髪に届きません。

夜、髪を洗う前、また朝起きて髪をとかす前に、数分頭をマッサージしてください。こめかみの部分を指で押さえてまわすようにしながら、「心地いい」と感じるくらいに指の圧を加えながら、頭頂部までマッサージすると、血液の循環がよくなって、顔色もよくなります。これは、顔のリフトアップにも効果的です。

マッサージする際には、何もつけなくてもいいのですが、私はジョンマスターオーガニックというメーカーの「scalp」というハーブ入りの頭皮用ローションをつけてマッサージをしています。このローションは髪にハリを与えるものです。

3 日焼け・水泳に注意

第二に日焼けや乾燥に注意しましょう。夏場は頭皮も日焼けします。外出のときは日傘などで日焼けを防いでください。乾燥で頭皮や髪が日焼けしてパサついたときは、頭皮を含めた髪のトリートメントをしましょう。

水泳をする方は、海水やプールの塩素で髪が傷みます。こういう方はシャンプー前に頭皮と髪をトリートメントすることをおすすめします。私はメルヴィータというメーカーの「インディゴオイル」をつけて頭皮をマッサージし、髪にもつけてお風呂に入り、浸透させてからシャンプーをします。

特別なオイルでなくても、化学物質の入っていない天然のオイルをお使いになってもいいでしょう。その際、オイルを頭皮と髪につけたらシャワーキャップをつけ、浸透させてから髪を洗うのがコツです。頭皮のオイル分を残さずきちんと洗い流すことも大事ですので、すすぎは丁寧に行いましょう。

4 髪を乾かすのもケアの一つ

「夏は暑いから」という理由で、髪を洗ったまま自然乾燥する方がいますが、髪を傷めたり、頭皮が冷えて夏風邪の要因にもなります。洗髪後はタオルでしっかり水分をとり、オイルをほんの少し毛先に塗りドライヤーの低温で乾かしましょう。

オイルはモロッカンオイル*やアルガンオイルなどがおすすめです。髪が濡れたときにオイルをつけると、乾かした後べたつきません。髪にコシがなくぺちゃんこになる方は、髪の成分でもあるケラチンという成分が含まれるトリートメント剤をつけると改善します。

5 イソフラボンを摂取しよう

髪の成長には女性ホルモンが関与しています。女性ホルモンは更年期以降減少しますが、女性ホルモンに似ている物質として知られるイソフラボンを摂取することが、更年期以降の女性にはおすすめです。

イソフラボンが豊富に含まれた大豆、豆腐、きなこ、納豆、味噌汁などを摂取するのも髪の健康に役立ちます。

6 やせすぎはつややかな髪を望めない

更年期以降も、女性ホルモンは皮下脂肪の中でも作られています。ですからやせすぎで皮下脂肪が減ると女性ホルモンが作り出せなくなります。たんぱく質（赤みの肉、白身魚、チーズ、豆乳）などを適度にとり、やせすぎないこともつややかな髪には大事なことです。

お伝えしたポイントを参考に、美しい髪を目指しましょう。

＊ モロッカンオイル…モロッコに生育するアルガンノキから抽出したオイル。

足の爪から、おしゃれを始めよう

人の目に触れない部分をキレイにしよう！

年に一回パリに出かけます。仕事がらみで出かけるのですが、仕事の後数日、パリから近郊に出かけて写真を撮ったりします。

パリは日本より乾燥しているので一週間ほどいると、必ずといっていいほど手の指にあかぎれができてしまうのが問題。

あかぎれなど、東京にいるときは冬場の乾燥がひどい時期でもまずできたりしないものですが、パリにいると、春先でも小雨がぱらついていても、あかぎれができて思わず痛い、とクリームをつけたりします。そして手のあかぎれと同時に、足の爪も乾燥して割れたりするのには驚き。

さて、足の爪というと、体の中で最もかえりみられない場所という感じがしますが、いかがですか？

手の爪はキレイに手入れしてマニキュアを塗ったりする方が多いと思いますが、足の爪は伸び放題なんていう方もいるでしょう。それでなくてもかかとや足の裏は、手入れを怠りがち。ということで、今回は足とキレイの関係について考えていきましょう。

足の爪については、私自身は若いころ、自分らしさを示す一つの場、というとらえ方をしていたときがあります。その理由は仕事と関連しています。

私の仕事は医師として診療を行うことなので、手の爪を伸ばしていると不潔に見えますし、マニキュアを塗ると研究で使うアルコールやアセトン（有機溶媒の一種）でマニキュアが溶けて研究に差し支えます。

ですから、いつも短い爪をして何も塗れない状態でした。でも、これは若い女性としては少々さみしいんですね。

そこで、誰も見ていないけれど、足の爪は色使いを豊富にしてデザインしたりして、自分で楽しんでいました。まだペディキュアなどほとんどしている人がいない時代でした。自分だけのおしゃれ、みたいな気持ちで足の爪をキレイにしたんですね。

足の爪やかかとというのは誰も見る人がいない、でも手入れさえすれば誰でもキレイになる、それを実感できる場所ではないかと思います。

年をとっても、手持ちのクリームやオイルを少し贅沢につけてかかとの手入れをすると、かかとは必ずそれにこたえてつるつるになってくれるはずです。人の目に触れないところをキレイに磨いておこうという気持ちは、そのまま人生のヒントになるように思えます。

足全体に目を向ける時間を作ろう

足の爪とかかとを手入れしたら、足の裏に目を向けましょう。足の裏は足裏マッサージなどで注目されますが、ここではそうした視点でなく足の裏と心のあり方の関連についての視点をご紹介したいと思います。

私の知り合いのヨガの先生でマインドフルネス*などを指導なさっている女性がいます。

その方に、緊張したり、気持ちが落ち着かなくて困っている人が簡単にできる「気分を落ち着かせる方法」についてお聞きしてみました。するとこんな答えが返ってきました。

「自分の足の裏はどこにあるか、を感じてもらうんです」

実に興味深い答えでした。緊張したり、気持ちが浮足立っていて落ち着かないときは自分の気持ちが地についていない、そんなときに自分の足の裏はここにあって、こうして地面に足がついている、と感じることで気分が落ち着くのだといいます。

たしかにやってみるととても効果的です。

イライラしたとき、不安なとき、緊張するときなど、深呼吸して足の裏を感じる、これは心を自分の内側に向けるきっかけになるのです。試してみてください。

次に、膝から下をチェックしましょう。膝から下の骨は脛骨《けいこつ》と呼ばれる骨です。この部分を親指できゅっと二秒ほど押さえてから離してください。押されて一度白っぽくなりへこんだ皮膚は、すぐにもとに戻りますね。戻れば問題はありません。

ところがこれが戻らずにへこんだままになったり、戻りが遅い場合はむくんでいる証拠。

腎機能が低下している場合、こんな状態になりやすいのです。あるいはアルコールや水分を多量にとり汗をかけない状況だったり、排泄が遅れた場合などにもこうなります。

特に夏は、長時間冷房の効いた室内にいたり、運動不足だったりすると、むくみやすくなります。へこんだままのことが多い方は内科を受診して、腎臓の機能を検査してもらってください。

また足の静脈《じょうみゃく》に沿ってこぶのような静脈瘤《りゅう》ができ始めた方は、次のことを心がけましょう。

- 立ち仕事、特に動かないで立ったままの姿勢の仕事をひかえめにする。
- 毎晩お風呂上りにふくらはぎを三分～五分マッサージする。足の先から心臓に向けて行う。エッセンシャルオイルのローズマリーは循環をよくするので、ベースオイルに数滴混ぜて行うと効果的。
- 普段からストレッチや、水中をウォーキングするなどして体重を増やさないように。

最後に体の柔軟性を調べましょう。肩幅くらいの広さに両足を開いて立ち、体の痛みが出ない無理のない範囲で前屈をしてみてください。両手は床につきますか？　それとも途中で止まってしまいますか？

手が床につかない方は、脚の裏側の部分の柔軟性が低下しているといえます。こうした柔軟性の低下は、思わぬ事故などの原因になります。毎日一〇分でいいのでストレッチすると、必ず柔らかくなります。

ちなみに私は、ストレッチをほぼ毎日一五分していますが続けているとかなり変化しました。

さあ、足の爪から始めて、足全体に眼を向ける時間を作ってみませんか？　何かが変わるに違いありません。

＊マインドフルネス…自分の体や気持ち（気分）の状態に気づく力を育む「こころのエクササイズ」。

chapter 1
Nº 7

冬はトラブルの多い時期。冷えを予防する

寒さに備えて……

寒い季節、冷えたり、手足がカサカサしたり……、冬は、体のトラブルが多くなる時期ですね。寒さに備えて少し前から準備をしてみましょう。

まずは「冷え」のチェックをしましょう！

【冷えのチェック】

①手足や腰の一部が冷たくなり、つらい。
②冬になると、カイロや電気毛布が必需品。

③手足が冷たい。
④手の先が紫色になる。
⑤手足の先が、痛みがあるくらい冷える。
⑥体が急に冷たくなったり、熱くなったりする。
⑦しもやけができる。
⑧関節がこわばる。
⑨肩こりが常にある。
⑩便秘がちである。
⑪体型がやせ型である。
⑫体は冷たいが、顔はほてる。

五つ以上当てはまる方は、「冷え性」のリスク大です。

「冷え性」は一般的に使われる言葉で、しかも「冷え」で悩んでいる方は多いのですが、医学的には、「冷え性」という疾患はないのです。

ただ、ほかの人が大丈夫な環境にもかかわらず、手足の先が冷えて、日常生活に困難が生じて悩む方はとても多いのですが、その原因ははっきりしていません。それだけに、対策も苦労するというもの。

そこで今回は心配な冷えと、生活改善で予防できる冷えについて、その識別と予防策をお話ししましょう。

心配な冷え

冷えを感じる場合、その要因に膠原病《こうげんびょう》や貧血、甲状腺機能障害などの疾患が隠れていることがあります。

例えば先の「冷えのチェック」のうち、④⑤⑧が当てはまる場合、膠原病などが原因と考えられることもあります。またその影響で、手足の先の血液循環障害につながり、冷えが生じて末端が冷える「レイノー症状」である場合もあります。特に手先が紫色になるようなときは、内科を受診してください。

また甲状腺機能が低下すると、冷えを感じることがあります。特に更年期以降の女性に見られる「橋本病」という甲状腺の病気があり、基礎代謝が低下すると冷えを感じます。

貧血があるときも、冷えを感じるとされています。膠原病、甲状腺機能障害、貧血はいずれも内科の血液検査でスクリーニングができますから、心配な方は相談なさるといいでしょう。

生活習慣を変えることで予防可能な冷え

1 やせすぎは禁物

冷えと関係があるのはBMIです。

冷えと体運動との関連について調査した岐阜市立女子短期大学の論文によると、体重（kg）を身長（m）の二乗で割ったBMIが19以下の人は、冷えを感じる度合いが高いということです。

つまりやせすぎは、冷えのもと。やせるほど冷えを強く感じるということですから、やせすぎは禁物ですね。

太りすぎは困りますが、冬場は少し脂肪を増やしたほうが体の熱を逃がさないといえます。ちょっとほっとしますね。

2 就寝時間を早めに

また別の調査によると就寝時間が遅く、睡眠時間が短いと冷えを強く感じるという報告があります。

生活リズムとの関係がありそうですね。睡眠を十分にとり、生活リズムを整え、自律神経のバランスがよいことが、冷えの予防になりそうです。

3 筋肉を増やす

筋肉は、体の熱を産生する大事なはたらきをしています。大きな筋肉、特に脚の筋肉量を増やしておくことは、冷え予防に効果があるといえます。

筋肉を増やすには、皆さんがよくなさっている散歩だけでは、残念ながら十分ではありません。ある程度の負荷を加える運動、つまり筋トレが必要です。重い重量は必要ないので一キログラムの軽いダンベル、もしくは水を入れた一・五リットルのペットボトルを両手で持ち、肩を上げてまわすような簡単な筋トレやスクワットを、一日一〇回程度しっかりしておく。

また日々歩く道のりで階段を見つけておき、トレーニングのつもりで足をきちんと上げて上る。このような意識を持ちながら歩くことで、筋肉は鍛えられます。

たんぱく質をきちんととることも大事ですから、ささみや赤身の肉、魚、豆腐などを積極的にとってください。

4 便秘を改善する、冬用スープ

便秘がちの方は、冷えを感じやすいといわれています。自律神経とのかかわりも大きいので、生活リズムの見直しや食生活の改善が課題です。温かい野菜スープ、特にブロッコリーや根菜、ショウガを入れたりした、冬用の自分なりのスープを作りましょう。食物繊維をとり体を温めつつ、リラックスして胃腸のはたらきをよくすることを心がけることも大事です。

5 更年期の冷え

更年期による冷え対策は、副交感神経を優位にすることが必要です。

「冷えのチェック」で⑥⑨⑫などが当てはまる方は更年期に伴う体温調節の困

難さが原因かもしれません。大事なのは、「更年期だ」と怖がらないことです。「もう年だわ。嫌だ」と落ち込むことがストレスになったり、リラックスした心でいられなくなると、冷えに拍車をかけることになります。

こうした状態のときは、アロマテラピーも役に立ちます。ネロリというビターオレンジの花の精油で作ったエッセンシャルオイルは、更年期の喪失感に効果があるといわれています。こうした精油を数滴小さなタオルにつけ、枕元に置いておくだけでも、リラックスできるはずです。

乾燥を防ぎ、みずみずしく

あなたの「乾燥度」はどれくらい？

冬場になると、気になるのが乾燥です。唇が割れたり手が荒れたり……。そんな乾燥から、身を守る対策について考えてみましょう。まずは、あなたの乾燥度チェックをしてください。

【乾燥度チェック】

- 台所の水仕事が多い。
- 唇をなめていることがある。

- 手の爪の周りが「さかむけ」になっている。
- 朝起きると顔が突っ張る。
- 顔を洗ったあと、ひりひりする。
- 午後になると、顔に粉が吹いたようになる。
- 閉経後一〇年以上過ぎている。
- 料理で煮物やスープなど、あまり作らない。
- 冬でもシャワー派である。
- かかとや肘がかさついて、皮がむけることがある。
- お茶やコーヒーを飲む時間があまりない。
- ＢＭＩは20以下である。

五つ以上当てはまる場合は、乾燥注意報が出ています。

日常生活でできる乾燥対策

1 皮膚だけでなく体の中からケア

乾燥というと、冬場は皮膚のかさかさだけを気にするものですが、全身で対策することが大事です。夏場は熱中症対策として水分の補給を怠りなくしている方も冬場、全身の水分補給についてはおろそかになりがちです。

唇が乾燥して皮がむけるようなとき、リップクリームを塗るだけでなく、まず水分、ミネラルウォーターや「ＯＳ‐１」（経口補水液）などの補給を心がけてください。

冬場、朝起きたときは寝ている間に体から水分が蒸発して、細胞の水分が減少しています。

こんなとき血液の凝固を防ぐ目的もあり、コップ一杯のミネラルウォーターを飲むことは肌にも有効ですし、冬場に多い心筋梗塞や脳梗塞予防に役立ちます。乾燥を防ぐにはまず全身の水分補給という視点を持ちましょう。

2 ODT療法を応用する

ODT（Occlusive Dressing Technique）療法は、皮膚科で薬を皮膚に強力に浸透させるために使う療法です。皮膚が角質で硬く厚くなっていて薬が浸透しにくい場合に使う療法で、薬を塗布した後、サランラップのように密閉できるもので患部を覆います。密封する時間は、疾患や状態により異なります。

この方法を利用して、かかとや肘の乾燥で硬くなった部分にクリームを塗り、上からサランラップで覆い、お風呂上がりから就寝までの間、密閉しておくと効果的です。ただし、クリームを塗る前に十分汗を拭いておくことと、汗ばんだらはがすことが大事です。

顔をシートパックすることも、密封療法の一つでしょう。

3 部屋の湿度をチェックする

お部屋の湿度はどのくらいでしょうか？　私はスマートフォンのアプリで自分がいる場所の湿度をチェックしています。四〇％以下になったときは要注意ですから、寝室などは濡れたタオルを枕もとに置いたりして湿度を保つことが大事です。お風呂にお湯を張っておくと部屋の湿度が保てますし、台所で煮物をすると部屋の湿度はキープしやすくなります。洗濯物を干しておくのもいいですね。

4 湯気が立ち上る汁物を

アツアツの鍋ものやスープ、ポトフなどの料理を作る間の湯気も乾燥予防になりますし、食事をするときに立ち上る湯気で、鼻の粘膜の乾燥が防止できます。

鼻の粘膜は、ウイルスが増殖しやすい場所です。粘膜の湿度をキープすることは、風邪予防に効果的です。湯気が立ち上る汁物をフーフーいいながら食べるのは、乾燥予防に効果があります。

5 女性ホルモンが減少すると、細胞の水分キープ力が低下

閉経後一〇年を過ぎるころから、急激に問題になるのが女性ホルモンの減少による弊害です。女性ホルモンは細胞の水分キープに重要なはたらきをしており、その減少で細胞から水分が失われ乾燥しやすくなります。しわが目立つの

もそのころからです。

　また女性ホルモンは血管を守るはたらきをしているので、減少することで心筋梗塞や脳梗塞のリスクが増加します。これを防ぐために、女性ホルモンと似たはたらきをするイソフラボンを含む食物をとりましょう。お豆腐などはおすすめです。冬場の湯豆腐はアツアツにして、湯気を立てればさらにいいですよね。女性ホルモンの減少に伴うリスクを、最小限にしていたいものです。

6 やせすぎは要注意

　女性ホルモンは、皮下脂肪からも生成されます。ですから閉経後は太りすぎは注意が必要ですが、やせすぎも危険で、皮膚の乾燥だけでなく、心筋梗塞のリスクなどが上昇します。ＢＭＩは、20以下にならないようにしましょう。

　ご自分のＢＭＩをチェックしてください。前述しましたが、ＢＭＩとは体重（キログラム）を、身長（メートル）の二乗で割り算した数字です。例えば身長一六〇センチ、体重六〇キロの人のＢＭＩは六〇を一・六の二乗で割り算した数字です。

理想的なＢＭＩは、22といわれています。閉経後は、20以下になるのは様々な病気のリスクになり、また乾燥もしやすくなるでしょう。

無理してダイエットしても体脂肪が減りすぎた場合、女性ホルモンの産生が低下し老化が進みます。ほどほどの脂肪は大事なんですね。

年齢が出る「手」のケアを

もっと「手」に目を向けよう

数年前、引っ越しをしたときのこと。荷物の片づけやごみ捨て、掃除をしていて、はっと気がついたら手は荒れ放題。ひび割れで血がにじんでいました。

そんな経験がある方が、多いと思います。手袋をすればいいのですが、動きが悪くなり、つい素手で仕事をしてしまいますよね。

では、手が荒れ放題になったらどうしましょう。今回はそんなことを考えてみたいと思います。

手には年齢が出る、といわれます。お顔の手入れはしても、手はおろそかになりがちだからでしょう。

シミやしわも多くなりますよね。年だから仕方ない、という部分はありますが、手は自分の生活を支えてくれているのに、手入れをすることが少ないですよね。

あなたはどのくらい、ご自分の手に注意を払っているでしょうか？　手のいたわり度チェックをしてみましょう。


【手のいたわり度チェック】

①自分で手のマッサージをすることが、週二回以上ある。
②水仕事をするときは、手袋を欠かさない。
③手が濡れたらすぐにタオルで拭きとり、濡れたままで放置しない。
④パソコンなどの操作をすることは少ない。
⑤原稿用紙や書類など、紙を使った仕事をすることが少ない。
⑥日焼けするような戸外の仕事やレジャー、ゴルフ、テニスなどはしない。

以上、六項目のうち五つ以上当てはまる方は、手の老化が少ないよい環境といえます。

でも多くの女性は、水仕事をしてあわただしく生活していますから、いたわり度は低くなりますよね。

私も医療の仕事をしていると、どうしてもアルコールなどを使わざるを得ず、手の脂が失われる機会が多くて乾燥してしまいます。

また紙は手の脂分を吸収するので、紙を使う仕事などをする方は、乾燥しやすくなります。

手をきちんと拭かず濡れたままにするのも、乾燥をひどくする要因です。

手はたくさんの神経が集まっている大事な場所

さて、手にはたくさんの神経が集まっています。手をけがすると神経の修復などに、専門医の治療が必要になります。手だけの専門家、手の外科医がいるのをご存じでしょうか？　脳梗塞などを起こした後、手のマヒが起こります。手指を動かしてストレッチすることで、脳の活性化にも役立ちます。

手のストレッチをしよう

そこで手のストレッチをしてみましょう。特にパソコンを使いマウスを多用する方は、手をグーっと握りしめた後、パッと開くことを繰り返してみてください。

また手のひらを大きく開き、指の先を大きく広げて、手の甲の水かきのように見える部分をはっきりさせます。

続いて親指と人差し指の間のくぼみを、指圧してみてください。手のひらを大きく開いてグーパーと動かすことは、腕から肩のこりの予防になります。手のひらと、手首の境目の部分には、たくさんの神経が集まっています。手首を軽く振り、手首の部分を、反対側の手の親指の腹の部分で押すと、手のこりが軽くなります。

夜と昼それぞれのお手入れ法

夜の手入れ

(1)お役立ちグリセリン[*1]

お休み前に、手の手入れをしましょう。ひどく乾燥してひび割れそうなときはグリセリンが役立ちます。薬局でグリセリンを一瓶購入し、二分の一 cc程度を手のひらにとりマッサージ。その後手袋をして寝ると、朝にはかなり改善します。グリセリンは手ごろな値段で購入できます。

(2)水バンソウコウ[*2]の活用を

すでにあかぎれ状態のときは水バンソウコウを塗り、あかぎれをふさぎます。

(3)自分流マッサージオイルを作る

私は、アルニカオイルにラベンダーのエッセンシャルオイルを数滴混ぜてマッサージオイルを作り、マッサージした後手袋をしたりします。ご自分の好きな精油を混ぜて、リラックスタイムにしてはどうでしょう。

(4)時々は顔用のパックやゴマージュ[*3]を

顔の不要な角質を除去してツルツルの肌に導く美容法のゴマージュで、週に一回程度手のお手入れをしてみませんか？

その後パックをしたりすると、手が喜んでいるような感じになりますよ。

昼間の手入れ

昼間は仕事や家事で忙しく、なかなか手の手入れをする時間はないですよね。でも、これだけはしておきたいというポイントだけ決めておきましょう。

(1)洗剤を使うときは必ず手袋を

洗剤は脱脂効果がありますから、手が荒れます。ゴム手袋が必要ですが、ゴムのアレルギーなどもあるので、まず木綿の薄い手袋をして、その上にゴム手袋をするのがベスト。洗剤はできるだけ刺激の少ないものを選んでください。

(2)清潔なタオルやハンカチを

「濡れたままにしない」ために、必ず乾いた清潔なタオルを近くに置いておく。これは台所仕事だけでなく、外出したときも注意してください。

駅やデパートのトイレで手を水で濡らした後、髪の毛で水分をぬぐったり、洋服の端で手を拭いたりしている人を見かけますが、これはもってのほか。不潔ですし、手の乾燥をひどくします。清潔なタオルで手を拭くという習慣をつけてください。外出時には必ず小型のタオルを持つようにしてほしいです。

(3)化粧水で保湿する

「乾燥したなあ」と思ったら、スプレー式の化粧水を手の甲に吹きかけておくのは簡単にできる保湿です。クリームはべたべたするから嫌だな、と思うときは、水仕事の後に数秒でできるインスタント手入れになります。

さて手のお手入れ、今日からしてみませんか？　夜、お疲れ様、といいながら手をマッサージするひとときも、必要なことかもしれません。

＊1　グリセリン…無色透明の液体で、アルコールの一種。化粧品や軟膏などに利用されている。
＊2　水バンソウコウ…液体バンソウコウともいい、患部を被膜で保護する。
＊3　ゴマージュ…自然由来のハーブや植物の種子素材のクリームやジェルで肌をこすり、皮膚の古い角質を取り除く美容法。

chapter

2

体の中からキレイになる

気持ちよく眠るポイント

睡眠にとらわれすぎた故の弊害

しっかり眠れたな、と思えた朝の何と気持ちのよいこと。体の疲れがとれることはもちろんですが、気持ちもすっきり幸せ感に包まれます。

気持ちにゆとりがあると周りの人にも親切に穏やかに対応ができるし、顔の表情も晴れやかになります。いつもこんな風に目覚めたいな、と思うものですが、皆さんはどのくらいの頻度でそうした心地よい睡眠をとれていますか？

いつもすっきりと目覚めることができる人はまずいないでしょう。私自身も毎日そんな風にはいきません。でももしかするといつも快適な睡眠がとれていたならそれが当たり前になり、心地よい眠りのありがたさがわからないかもしれない、などと思うので、ぐっすり眠れて目覚めた朝の幸せ感を、そのときにたっぷり味わうようにしています。

というのは、診療していてこれはまずいな、と思うのは、いい睡眠にとらわれすぎて「睡眠の質不安」になっている方がとても多いからです。

つまり、毎日必ずいい睡眠がとれていないからだめ、と思い込んでしまったり、早く寝なくてはとあせっていたり、途中で目が覚めてしまうと、きちんと睡眠をとれていないと思い込んだりと、睡眠の質にとらわれすぎて不安やイライラが生じているのです。

驚くことにはこんなことがあります。朝早く目が覚めてしまい困るという方に、その時間をお聞きすると「四時半です」とのこと。そこで、「それは早いですね。ところで何時にお休みになるんですか?」と尋ねたら、「夜八時です」と答えられました。それなら睡眠時間は十分ですよね。

私の知り合いにも夜七時までには夕食を終え、その後は一切食べず、寝るのは九時、という方がいます。

ではその方が生活を楽しんでいるかというと、そういう風にも見えないんですね。早く食事を終えて、早く寝ることが健康と美容にいいと考えていて、それにとらわれすぎて疲れてしまっているように見えるのです。

睡眠に関して大事なことは、まずこうした過度の執着と思い込み、不安から脱却することです。「毎日必ずいい睡眠がとれないとだめ」というとらわれと執着から脱出しましょう。

気持ちよく眠るための三つの方法

そのうえで気持ちよく眠るための方法を考えていきましょう。

1 体と心のバランスをとりましょう

神経と頭ばかり使って運動を全くしない、という生活をしていませんか?

ヨーロッパではかつて「銀行家の不眠」という言葉があったそうです。頭ばかり使い神経をすりへらし、体を動かさない生活スタイルをこうした言葉で表現したのだと思います。

テレビやパソコンの前に座りっぱなしで離れない、などという方は、まずは体と心のバランスをとるようにしてみることが大事です。

夕方に軽く体を動かす習慣をつけてはいかがでしょう。私は仕事のあとはストレッチや水泳などをしています。

ストレッチをしないでそのまま寝ると、翌朝目覚めたときの感じがよくないことがはっきりわかります。いい眠りのためには、昼間より夕方に軽い運動をするのがいいといわれています。

寝る前に激しい運動をするのは、交感神経が刺激され、かえって寝付けなくなるので注意してください。夕方の軽い運動によって血行がよくなり、リラックスして副交感神経が優位にはたらきます。ご自分に合った軽い運動を探しましょう。例えば犬の散歩、ストレッチ、ヨガなどです。これらは疲弊した神経を和らげることに役立つ体と心のバランスをとる運動です。

2 寝る前の一、二時間で心を洗う

熱いお風呂に入って交感神経を刺激する、家族との言い争いをした、今日あったことで嫌なことを思い出し怒る……、などは睡眠の質を悪くしますので避けるのが望ましいのですが、そんなことはわかっている、という方がほとんどだと思います。では実行しているか？　といわれるとむずかしいのではないでしょうか？

寝る直前まで、テレビ、パソコン、スマホ操作などをしていませんか？

寝る前のパソコンは、ブルーライトの覚醒作用で交感神経が緊張します。寝る前少なくとも一時間はスマホを見ない、そして嫌なことの立ち入り禁止時間を作る。嫌なことを思い出したら「それは立ち入り禁止」とすぐに、ストップすることを心の生活習慣にするのです。

顔を洗うように、心を洗う時間を作りましょう。キレイな心を取り戻すために今日あったいいことを思い出す。手伝ってくれた人を思い出してありがとう、と心の中でいう。心にうずまいていた黒い雲を洗い流し、キレイになるイメージですっきりしましょう。

3 自分なりの睡眠お助けアイテムを

これをすると寝つきがよくなる、というものを自分なりに見つけましょう。例えば、ホットミルクや温かいカモミールティーを飲む、眼を温めるアイマスクで蒸気浴をする、ぬるめのお風呂にゆっくり入る、アロマテラピーでラベンダーやカモミールなどを用意するなど、あなたに合ったものを見つけてください。アルコールは、眠りの質を悪くしますのでご注意を。

ちなみに私は英会話のテープを聞くと途端に寝付いてしまいます。睡眠学習ならぬ睡眠導入テープとなっています。全く学習にはなりませんが（笑）。

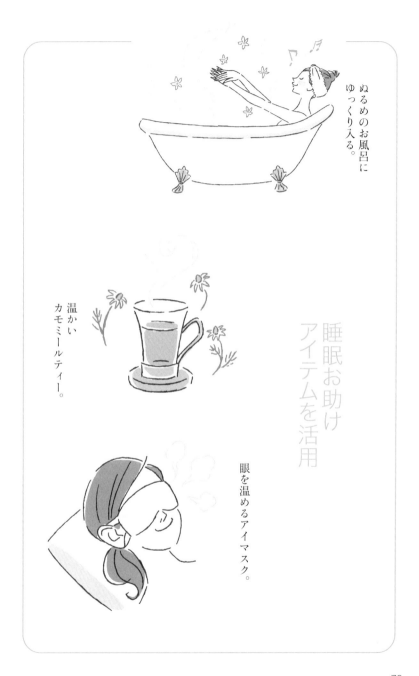

睡眠お助けアイテムを活用

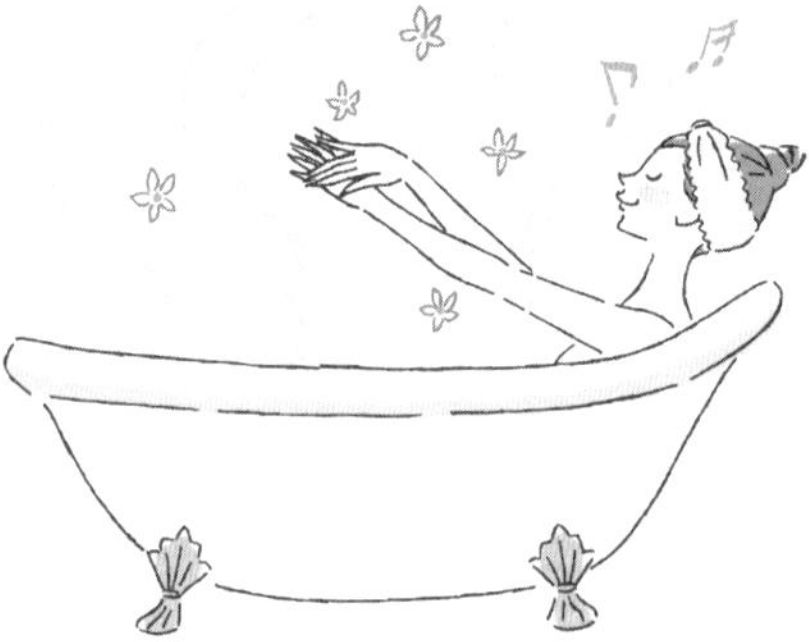

ぬるめのお風呂に
ゆっくり入る。

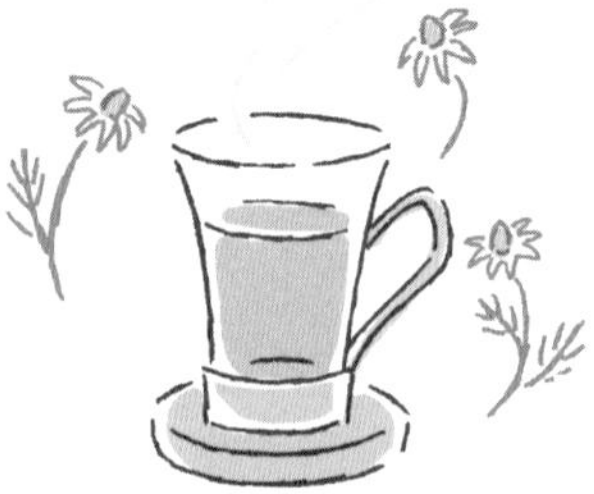

温かい
カモミールティー。

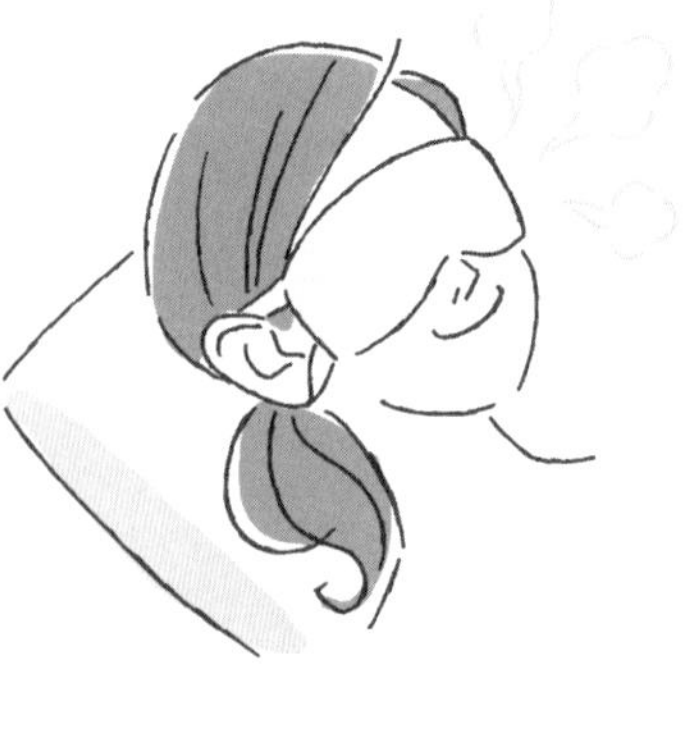

眼を温めるアイマスク。

腸を整える

腸のバランスを整えて、老化や生活習慣病を防ぐ

最近増えている大腸がんの予防には、便秘を防ぎ、腸の調子を整えておくことが大事なポイントです。腸の調子を整えると肌の調子もよくなること、そして腸の中の細菌には善玉菌と呼ばれる菌があり、腸のバランスを整えることが大事ということもご存じだと思います。

老化は腸からもやってくるということを認識して、今回は腸から老化予防、そして生活習慣病を予防して美しく、というお話をしたいと思います。

私たちの腸の中には、一〇〇兆個ともいわれる細菌が住み着いていますが、健

康や美しさに貢献してくれる善玉菌の乳酸桿菌《にゅうさんかんきん》やビフィズス菌とともに、悪玉菌の大腸菌、ウェルシュ菌、などが存在しています。乳酸菌やビフィズス菌は腸の中で乳酸などを生成し、腸内のｐＨを保ち、その刺激で腸の蠕動《ぜんどう》運動を活発にして便秘を防ぎます。

一方の悪玉菌であるウェルシュ菌はたんぱく質を分解してアンモニアやアミン、インドールなどを生成します。これらの物質は悪臭のもとになり、またアミンは発がん性物質のニトロソアミンの原料になります。

ウェルシュ菌が多くなると腸内はアルカリ性になり、腸の動きが悪く便秘がちになりやすいのです。老化現象を起こした腸ではビフィズス菌が減少して悪玉菌であるウェルシュ菌が増えてきます。これが問題です。

赤ちゃんの便は臭くないですよね。これは赤ちゃんの腸の中の細菌バランスが、善玉菌優位になっているからなのです。成人になるにつれてウェルシュ菌が増え、ビフィズス菌が減少してきます。六五歳以上では、ウェルシュ菌のほうが多くなるということです。年とともに便秘がちになったという方がいますが、それはこうした腸内細菌バランスが原因のことが多いといえます。

また最近では若い方でもストレスが多かったり、食事が偏ったりしてウェルシュ菌が多くなることがあります。便秘がちになると腸内に有害物質が長くとどまるので腸の壁と有害物質の接触時間が長くなり、腸壁の細胞の変化が起こりやすくなり、発がんのリスクが高くなります。

また腸内に発生したガスによりおなかがゴロゴロしたり、おなかが出て見えたりして美容上のトラブルにもなります。

腸内細菌バランスのチェックをしよう！

腸内の善玉菌はビタミンB_1、B_2、B_6、B_{12}、パントテン酸、ビタミンKなどを生成するはたらきも持っています。ビタミンB_2は唇やその周囲の皮膚の健康を保つはたらきをしていますが、それが不足すると唇が荒れたり、唇の端が切れたりする口角炎を起こします。

ビタミンB_1が不足すると、だるさや疲労感が抜けないということになりがちです。腸内細菌のビフィズス菌はこうしたビタミン類を産生する作用があるので、その不足により肌荒れや疲れの原因にもなるのです。

悪玉菌が増えると、ビタミンを分解する酵素が増えてビタミンが破壊されてしまいます。つまり腸内細菌バランスをいい状態に保つことが大事だということです。それでは、あなたの腸内細菌バランスの環境をチェックしましょう。

【腸内細菌バランスチェック】

①不規則な生活をしている。
②イライラすることや心配事が多い。
③便が臭い。
④便秘になったり下痢をしたりする。もしくは便秘がち。
⑤精製した白米が主食。胚芽米や玄米は好きではない。または全粒粉のパンは嫌いで白いパンが主食。
⑥ヨーグルト製品は食べない。

当てはまる数が多いほど、腸内細菌バランスが悪くなるリスクが増えます。

では、どのようにしてバランスを保つかについて考えましょう。

1 善玉菌そのままを食生活にとり入れる

これは簡単で、朝、ビフィズス菌などの善玉菌が入ったヨーグルトなどを食べることで解決です。

2 善玉菌のサポーターをとり入れる

善玉菌を増やす作用のある物質を食生活に加えましょう。例えばいま人気の麹《こうじ》は、その作用によって生成されるオリゴ糖がビフィズス菌の栄養になり腸内のビフィズス菌を増加させる作用があります。甘味料として売られているオリゴ糖を利用してスプーン一～二杯をヨーグルトに入れたりすることで、ビフィズス菌を増加させることができそうです。

3 野菜や果物でのサポート

玉ねぎやバナナにはオリゴ糖が含まれています。こうした野菜や果物を一日一回料理に加えることで、腸内細菌バランスのサポートをしてください。

4 全粒粉のパンや玄米を食生活に加える

慣れない方は逆に食べすぎると下痢してしまうこともありますので、食物繊維を多く含む精製していない全粒粉のパンや、玄米を少しずつ食生活にとり入れるようにするといいでしょう。

5 心を整え、腸を整える

さて最後に何を食べるかということだけでなく、「いかに食べるか」ということも大事にしていただきたいポイントです。いくら食事に気を配っても、腸のはたらきを支配しているのは自律神経です。不安があったりイライラしたりしていると交感神経が優位となり、腸のはたらきは悪くなり不安定になります。先のことをあれこれ悩み不安に駆られたりしていると、腸の調子が安定しないため、便秘や下痢をしたりします。呼吸を整え、心をすっきりさせるひとときを作ることも大事なことといえます。

水を活用してキレイになる

フランスの水源で水について開眼

人間の体の成分を構成する大事な要素は「水」。年をとるほどに体の水分量が減少することは、皆さんよくご存じだと思います。そこで今回は生活の中で「水」を活用して、体と心のキレイを保つ方法について考えてみたいと思います。

私が健康と水との関係について考えるようになったのは二五年ほど前、フランスのミネラルウォーターの水源にある保険健康施設を訪ねたことから始まりました。それまでは積極的に水を飲もうということもなく、ミルクやコーヒーは飲むけれどただの水はおいしくない……、などと思っていたのです。

そんなとき、雑誌の企画でフランスのミネラルウォーターの水源近くに、かつて貴族の病気の治療のために建てられた施設があり、いまは成人病予防のための施設になっているから取材してほしいという依頼があり、訪ねることになりました。

というのは、かつてその施設で胆石、肥満、高血圧、高脂血症などに、水を活用した治療が行われていたからでした。ミネラルウォーターが、なぜ生活習慣病の治療になるのか、ちょっと疑問でした。

ところが、その理由はほどなくわかりました。その水源のミネラルウォーターは硬水で硬度が高く大量のミネラル成分を含み、特にマグネシウム含有量が極めて高いのです。マグネシウムは腸の動きを活発にしますから、便秘防止に役立つ、いわゆるデトックス効果があるのです。

水に含まれるマグネシウムは、排泄も促すので尿も出がよくなります。ですから水を飲むとむくむのでは、という懸念とは反対に、利尿により排泄が高まるのです。

ああ、そうか、と納得しました。そしてこうした硬度の高いミネラルウォーターを朝、コップ一杯飲むと腸の動きを促すことに気づきました。

余談ですが、このミネラルウォーターの施設では、ミネラルウォーターをいっぱい使ったプールがあり、そこでウォーキングしたりミネラルウォーターのジェットシャワーを浴びて肥満改善したりと、なんともうらやましいような水療法が行われていました。

フランスには、こうしたいろいろな種類の硬水があるのです。一番硬度が高い水は、「この水は飛行場に行くとき飲んじゃだめよ」といわれました。とにかく飲むとすぐに排尿したくなったり、排便したくなったりしてしまうのです。デトックス効果が、それだけ高いというわけです。

さあ、もうお分かりですね。スーパーで、ミネラルウォーターのボトルを確認して成分をご覧ください。

マグネシウムやカルシウムの量が、様々なことに気づくでしょう。日本は土地の成分がフランスとは異なり、日本産のミネラルウォーターは軟水です。まろやかで飲みやすい味です。

ところが、フランスの例えば、コントレックス、ヴィッテル、ペリエなどは硬水ですからマグネシウムが多く、飲み慣れない方はまずい、と感じるかもしれません。この要因はマグネシウムにあります。

ただ、朝起きて水を一杯飲むときには、硬水のミネラルウォーターが腸の動きを活発にしてくれるはずです。

また朝は夜間の発汗により、脱水傾向になっているので、心筋梗塞や脳梗塞など血管系の疾患も多発します。朝一杯のミネラルウォーターは、こうした疾患防止の予防にもなるといえます。

いきなり硬水は苦手、という方は少しずつ飲んで慣れていくといいかと思います。便秘防止、むくみ防止になるでしょう。

ペリエやイタリアのサンペレグリノなどの発泡性のあるミネラルウォーターは、レモンスライスを浮かべたりして夕食の際飲むと、飲みやすく満腹感も生まれ、食べすぎ防止に効果的です。

昼間はご自分の好きな味のミネラルウォーターを飲み、朝は硬水を飲むというように、TPOに応じてミネラルウォーターを飲み分けるのもいいかと思います。

ちなみに私は、フランスの水源を訪ねて以来、硬水の味に慣れて一日中硬水を飲むようになりました。

朝一杯のミネラルウォーターを、キレイなグラスについで「この水が私に元気をくれる」というイメージを持って飲み、一日をスタートさせてはいかがでしょう。

ミネラルウォーターでデトックス

さて、夏場の汗による体温調節は、自律神経を使うので体の負担が増え疲労しますね。脱水予防の必要性は皆さんご存じだと思いますが、ただ単に水分を補給するのでは体から喪失した塩分を補給できず、熱中症のリスクが高まります。

これを予防してくれるのが体の組成に近い水、いわゆる経口補水液です。スポーツドリンクも様々な種類が販売されていますが、きちんと成分を確認するようにしてください。

経口補水として吸収されやすく成分のバランスがいいのは「ＯＳ‐１」（大塚製薬）と「アクアサポート」（明治）で、ナトリウム、クロール*、ブドウ糖が含まれ、カロリーも一〇〇ミリリットル当たり、それぞれ一〇キロカロリーと、九キロカロリーですから、肥満のリスクも低めです。

外出先で汗をかく可能性があるときには、こうした補水液を持参してこまめに補給しておくと夏場から秋口の疲労を防止できます。生活のリズムとＴＰＯを考えつつ、上手に水と付き合い、キレイになりましょう。

＊ クロール…電解質成分の一つ。食塩（ＮａＣｌ）の形で摂取され、血液検査ではナトリウムとの濃度とのバランスが重要な判断材料となる。

塩と上手にかかわろう

塩分をとりすぎていませんか？

「塩分（ＮａＣｌ）」は私たち人間にとって、必要で大事な物質です。ただ、塩分過剰と高血圧の関係などが指摘されるために、つい悪者にされてしまう傾向がありますね。

今回は塩分のはたらきを知り上手にかかわることで、キレイに応用できる方法を考えていきたいと思います。

それでは、まずあなたの生活をチェックしてください。

【塩分優等生度チェック】

①減塩を心がけ、薄味を心がけている。
②だしを自分でとり、調理する習慣がある。
③外食はしないで自分で作る。
④使用するのは、減塩醤油や減塩調味料である。
⑤毎日三〇分以上歩いたり、同じくらいの運動をする。
⑥「隠れ塩分」について知識がある。
⑦塩分をとりすぎたとき起こるむくみに対して、知識がある。
⑧塩分過剰を防ぐ味噌汁の具について知識がある。

「隠れ塩分」について

八項目のうち⑥の「隠れ塩分」について、知らない方も多いかもしれません。

隠れ塩分というのは、文字通り気がつかないうちに知らず知らずとっている塩分のことです。

例えば、食パンには一枚六〇グラムで約〇・八グラムの塩分が含まれていますし、バゲットには四分の一本で約一グラムの塩分が含まれています。

一日に摂取する塩分は六グラム以下が望ましいわけですから、パンは無自覚のまま塩分を摂取していることになります。

同様にパスタやうどんにも含まれており、こうした塩分に気がつきづらいのでどうしても過剰になります。要注意です。

塩分排泄作戦

塩辛いものを食べた翌日に顔がむくみがちになったり、何となく体全体が重い感じがして体がむくむときは、体からナトリウムを排泄させるミネラルをとることが大事です。

カリウムとマグネシウムは、こうしたナトリウム過剰状態をリセットできるミネラルです。バナナや大根にはカリウムが多いので、こうした食品をとることでむくみ改善につながります。

またミネラルウォーターの硬水には、マグネシウムが含まれていますから、むくみが起きた朝は硬水、例えば、ヴィッテルやコントレックスなどをコップ一〜二杯飲んでおくと、利尿作用でむくみ改善が期待できます。

塩分吸収ブロック作戦

味噌汁など塩分が多い食品をとるときは、海藻やキノコなど繊維質の食品を一緒にとることで、塩分の吸収を防ぐことができます。

ここまでの知識を実践なさっている方は、減塩優等生です。

ただ注意する必要があるのは、汗などで、体から塩分（ナトリウム）が排泄されているにもかかわらず、塩分摂取が不足するとナトリウム不足になり、足の筋肉のけいれんが起きたり、だるくなったりしやすい、ということです。

夏場の熱中症の場合、水分だけでなく塩分の補給も必要ですが、冬場でもサウナやお風呂で長時間過ごし発汗したあと、塩分を補給しないとめまいがしたり、だるくなったりします。

特に減塩優等生の方は、過剰だけでなく不足にも気を配ってください。とはいえ無理に塩をかけて多めにとるのではなく、冬場でも暖房で汗ばむときや入

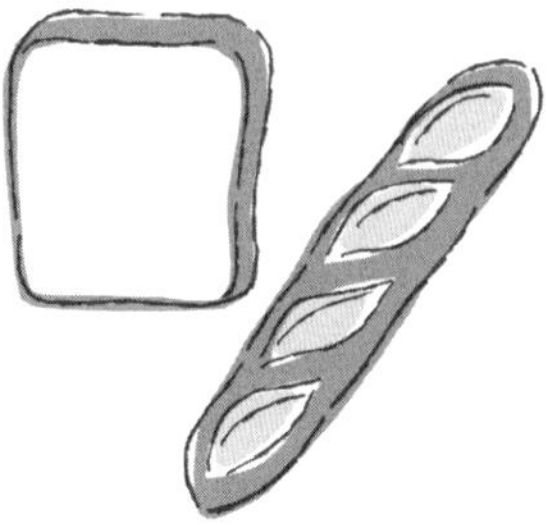

「隠れ塩分」に注意！
食パン、バゲットにも
塩分が含まれている。
知らずに摂取していると
塩分過剰になることも。

塩分と上手につきあって、キレイになろう！

塩分を
とりすぎたときには、
カリウムの多い
バナナや大根をとって
むくみを改善！

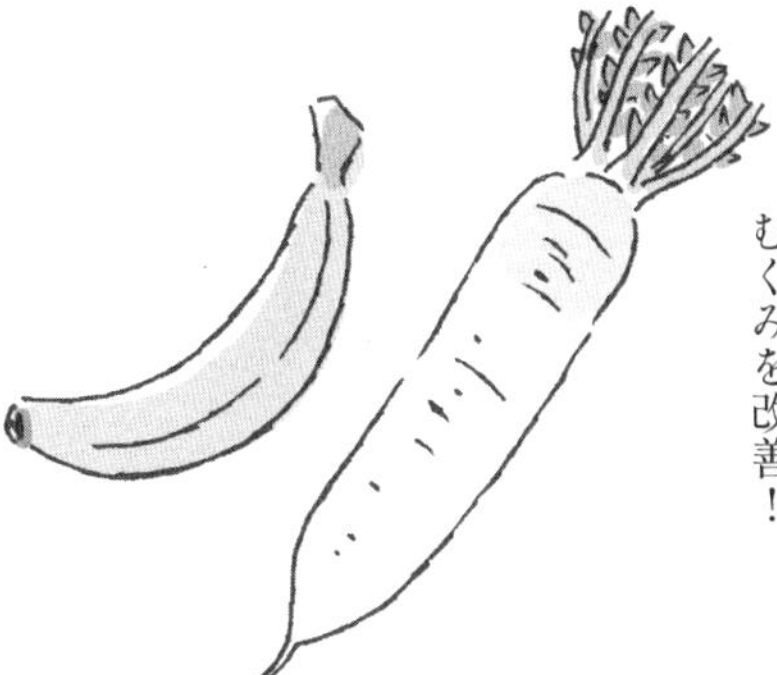

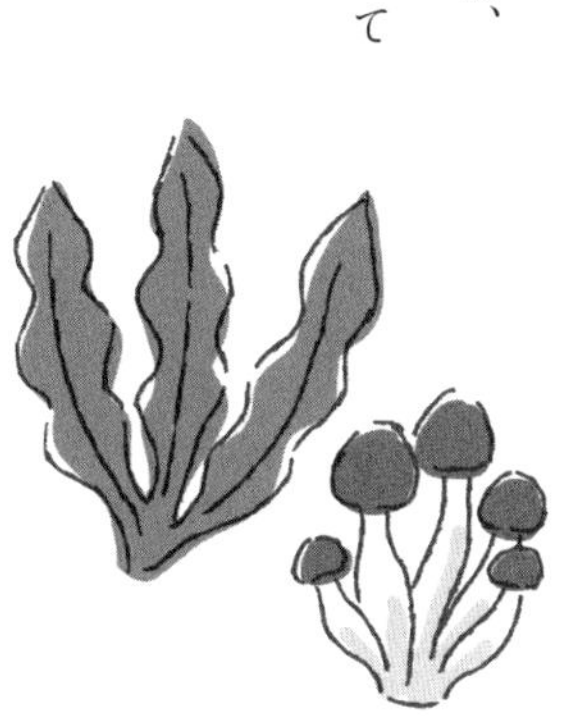

塩分の多い
食品をとるときは、
海藻やキノコなど、
繊維質の多い食品を
一緒にとって、
塩分吸収をブロック！

浴後などは経口補水液「ＯＳ‐１」などの塩分を含む飲料水をとるようにしましょう。

塩を活用しよう

さて、塩分はこのように減らすことばかりに焦点が当てられがちですが、塩を活用することも必要です。

特に注目すべきは、塩の殺菌効果です。私は外出から帰ったときは鼻を洗うことと、うがいをすることが習慣です。

うがいは風邪予防には効果がないといわれていますが、私はペットボトルに塩を入れ、ちょうど生理食塩水の濃度（涙と同じくらいの塩からさ）になるようにしてうがいをします。のどの乾燥状態を改善する効果があります。

また鼻は生理食塩水の濃度の塩水で洗うことで、鼻についた花粉やほこりをとり除くことができます。鼻を洗うときは「ハナクリーン」という市販の鼻洗浄専用ボトルに、自家製生理食塩水を入れて洗います。しみることもなくすっきりします。

また足が疲れてむくみがちなときは、バケツくらいの深さの容器に少し熱めのお湯を入れ、塩をひとつまみ入れて、八分ほど足浴します。そのあとシャワーで塩分を洗い流すと足の疲れがとれてきます。循環がよくなるからです。

塩ゴマージュ

かかとや肘などの角質が固くなった部分を塩で、軽くゴマージュしたあと、シャワーで洗い流すとすっきりします。あくまで優しいゴマージュでないと皮膚を傷めますが、角質ケアには優れものです。

このように塩を避けるだけでなく、上手にかかわり活用することで生活の幅が広がります。お試しください。

「デトックス」を考える

医学的に根拠のある「デトックス」とは？

「デトックス」という言葉、もうおなじみですね。

毒素を排泄、解毒という意味で商品の宣伝に使われることが多いこの言葉ですが、医学的にみるとアルコール依存や薬物依存などの際、体から薬物を排泄させる治療以外は「デトックス」という言葉に根拠はなく、従ってデトックス製品という言葉で売られている商品の効果は、期待できないとされています。

ですからここでは、生活の中でとってしまった過剰で余分なものを排泄する、という観点から「根拠のあるデトックス」について考えてみたいと思います。

1 皮膚のデトックス

皮膚の大事な機能の一つは、排泄です。皮膚から汗を排泄し、老廃物をデトックスする、この機能を大事にしましょう。軽く汗ばむ程度の運動や体を動かして汗をかいたあと、きちんと拭いたりシャワーを浴びるとすっきりしますね。一日一回、こうした時間を作ることは肌の手入れに大事です。

毎日シャワーだけという方もいらっしゃいますが、週に最低一回は足浴、半身浴から始めてゆっくりお風呂に入ると、しっかり汗をかくことができます。

そしてそのあと、水分を補給してください。毛穴を開き、皮膚をキレイにするのに役立ちます。吹き出物やぶつぶつは、これで防止できます。化粧をしたり、いつもクリームを塗っている状態だと皮膚からのデトックスができにくく、吹き出物の原因になります。一日一回、皮膚をのびのびさせてください。

2 むくみ防止の塩分排泄

何となく腫れぼったい顔になるときはありませんか? 前日の夜遅くに食べすぎたり、お酒を飲んだりするとまぶたが腫れぼったい感じがします。

体にたまった過剰な塩分や水分を排泄したいときには、カリウムという電解質をとることがおすすめです。カリウムは体の中のナトリウム、つまり塩分を排泄させる作用があります。ですから、冬場の血圧上昇を防ぐ対策にもなるのです。カリウムは、柑橘類、干しブドウ、大根、海藻などに多く含まれています。朝、ミカンやグレープフルーツをとる。ヨーグルトに干しブドウを入れ、小さじ一杯の黒蜜を加える。黒蜜はカリウムが豊富です。リンゴにも含まれていますから、朝食に加えるのもいいでしょう。このように朝の一工夫でカリウムをとることができます。

また夕食には、海藻サラダを加える。焼肉や焼き魚に、大根おろしをかけるのもいいでしょう。カリウムは、熱を加えると効果を失うので、生でとることが大事です。加熱せずに摂取できる野菜や果物を積極的にとり入れてください。

3 腸のデトックス

便秘をして腸内に老廃物を長い時間停留させておくことは、がんの引き金にもなりますし、吹き出物の原因にもなります。

前述しましたが、マグネシウムというミネラルは腸の蠕動運動を活発にします。マグネシウムを含むミネラルウォーターをとりましょう。マグネシウムは利尿効果があるので、夜は禁物。朝、マグネシウムを多く含むコントレックスやペリエ、サンペレグリノなどを飲むのがおすすめです。ペリエは発泡性があり、レモンを搾ると、マグネシウムとカリウムをとることができます。

4 心のデトックス

さて、一番むずかしいのは心のデトックスです。心の中に怒りや嫉妬、不満をため込まないこと。嫌な気分をデトックスしましょう。

怒りや嫉妬を解消する手段を見つけましょう。人に話すのは、悪くはないですが、相手がよほど心が広い人でないと、怒りや嫉妬を受け止めるのはむずかしいことでしょう。単なる愚痴の聞き役は、誰でも嫌なものです。

そこで、自分の気持ちを書くノートを作ります。誰にも見せないそのノートに、自分の感情を書いてみてください。しばらくして読み返すと、自分を客観的に見つめることができます。

もう一つのおすすめは、自然とかかわることです。自然と触れ合う時間を作ることは、知らず知らず心のデトックスになります。体を軽く動かしたりストレッチをしたりすると、体とともに心も伸びができます。

自分なりの「デトックスプラン」を考えてみよう

では具体的に、一日の中のデトックスプランを立ててみましょう。

一日のデトックスプラン例

【朝のデトックス】

- 朝起きたら、まずはミネラルウォーターを飲む。コントレックスやペリエを、コップ一杯。レモンを一切れ加えるとさらによい。
- ヨーグルトに、干しブドウを入れる。
- 深呼吸と伸びをしよう。
- グレープフルーツを半分。

【昼のデトックス】

- かちんとくることがあったら、そのたびに深呼吸と伸びをする。
- 自分だけの時間を一〇分作り心と向き合う。ノートにいまの気分を書く。

【夜のデトックス】

- 夕食に海藻サラダを食べる。
- 焼き魚や焼肉には、大根おろしをかける。
- 味噌汁にはキノコや海藻を。食物繊維を加える。
- 食後にリンゴ一切れ。
- ゆっくりお風呂につかる。
- 床に入る前に今日一日を振り返り、誰かにしてもらったいいことを思い出し、感謝する。

いかがでしょうか。これは一例です。あとはご自分流に、素敵なデトックスプランを立ててください。

暑い季節を、キレイで元気に乗り切るヒント

「暑さを乗り切る」スキルチェックをしましょう！

暑くなってくると、体が暑さに慣れるまで、ちょっと疲れる日々が続きます。最近の夏は本当に暑くて、熱中症により救急車で病院に運ばれる方が多いですね。

また、秋になってからどっと疲れが出て、体調を崩す方も見られます。暑さ対策をして、ゆとりを持って過ごしたいものです。

そこで、暑さを乗り切るポイントについて考えてみましょう。

【暑さを乗り切るスキルチェック】

- 暑くなると、食欲がなくなることが多い。
- 夏は、冷や麦やそうめんを夕食の主食にすることが多い。
- 夏はあっさりした食事で済ませることが多い。
- 暑い季節は特に、生野菜のサラダや果物を多くとる。
- ビールや清涼飲料水を多めに飲む傾向がある。
- 冷房は体によくないので、寝る直前まで部屋を冷やして、寝るときは切る。
- 湯船に入らず、シャワーで済ませることがほとんどである。
- 暑いときは外出はなるべくせず、家で過ごすことが多い。
- 夏は体を動かす機会が少ない。
- 夜更かしをよくする。
- 血圧が高く塩分摂取に気配りをしているので、薄味の料理が多い。
- 水はのどの渇きを感じたとき、多めに飲むようにしている。

いかがでしょうか？
当てはまる項目が多いほど、夏疲れしやすいといえます。
それでは、暑さを乗り切るための対策について考えていきましょう。

夏バテはこうして乗り切ろう！

夏バテをしないためには、いくつかのポイントがあります。ご紹介していきますので、是非参考にしてください。

1 よい睡眠と食事を心がけよう

睡眠と食事の質をキープすると、夏バテの八割は乗り切れるといわれています。夏に疲れてしまうのは睡眠の質が低下したり、食欲が低下することで栄養のバランスが悪くなり、疲労がたまりやすくなるためです。

まずは眠りの質をキープし、食事バランスをよくするなど「自分をいたわろう」と心しましょう。

2 ベッド周りを快適に

夜寝ている間に汗ばむと、眠りの質が悪くなります。また寝ている間に体から「不感蒸泄《ふかんじょうせつ》」といわれる自分では気づかない発汗があるので、パジャマやシーツはたくさんの汗を吸収しています。夏はほかの季節より頻繁にパジャマやシーツ、枕カバーを洗濯し、清潔に保ちましょう。最低でも一週間に一度はシーツ交換をお忘れなく。パジャマは吸湿性がいい、綿のものがベストです。

3 夏にも役立つ寝る前の足浴

寝る直前に入浴すると汗がひかないので、少し早めにお風呂に入るという方も多いと思います。そんな方は、寝る前にお湯を入れた洗面器を用意して、足首から下を入れて八分ほど温めると寝つきがよくなります。足もとを温めると体の緊張もほぐれます。

4 寝室の温度を一定に保つ

夜寝ている間に寝室の温度が高くなると、睡眠の質が悪くなります。そこで寝室のエアコンは温度をキープしつつも、冷風が体に直接当たらない設定にして、パジャマをきちんと着て寝ることが大切になります。

よく、寝る直前まではエアコンをつけておいて、寝るときに切るという方がいますが、そうすると時間の経過とともに部屋の温度が上がってしまいます。近年は夜も気温が下がらず熱帯夜のことが多いので、快適に眠ることができる部屋の温度をキープするようにしてください。

寝ている間に熱中症になってしまうことも多いのです。またたくさん汗をかいて、起きたとたんに脱水により脳梗塞などを起こすこともあります。寝ている間に汗をたくさんかかないようにすることも大事です。

5 ベッドのサイドテーブルに「水」を用意する

寝ている間にのどが渇くことがあります。私はベッドの横の小さなテーブルにコップと水を置いています。のどが渇いたとき、また朝起きたときにまず水を飲むことが脱水や熱中症防止には大事です。

6 夏こそ冷えに注意する

夏場に冷房は欠かせません。でも暑い戸外を歩き、汗をかいてそのまま冷房が効いた場所に入ると汗が冷えて、途端に夏風邪をひいてしまうこともあります。

私はこれを予防するため、夏の間の外出の際、下着の替えを持って出かけます。戸外から冷房が効いた場所に入るときは、まず汗を完全に拭きます。そして時間があるときは、化粧室で下着を替えます。電車に乗るときも駅に着いたら、汗を拭くことを忘れません。

とくに髪の生え際など頭の汗を濡れたままにしておくと、冷えて頭痛の要因になります。

7 体に吸収されやすい水分補給法

「のどが渇いた」と思って一度に大量の水を飲むのではなく、常に水を持ち歩いてちびちび飲む、というのが水分の吸収をよくするポイントです。

また湯船につかりながら水を飲むことも、水分の吸収率を高めます。「ちびちび」と、のどが渇く前に少しずつの補給がポイントです。

8　朝日を浴びて、ストレッチする

朝起きたときは窓を開け、朝日を浴びてストレッチをして、体のリズムを作りましょう。

そうすることが、睡眠を誘発するメラトニンを抑え、一四～一五時間後に再びメラトニンを分泌させるリズムを作ることにつながります。毎朝五分くらいでいいので、この習慣を身につけてください。睡眠の質がよくなります。

次回は、暑さを乗り切る食習慣についてお話しします。

夏の食事に気をつける

夏の食欲低下を予防しよう！

前回は、暑い夏を乗り切る様々な日常のヒントについてお伝えしました。今回は夏バテを防ぐ食事のポイントについて考えてみたいと思います。

1 胃腸の動きを促すストレッチを！

暑い夏を乗り切るために、まずは食欲低下を防ぐことが大事です。暑いから外出しなくなる→運動不足になる→食欲が低下するという悪循環を避けましょう。

朝、比較的気温が低い涼しいうちに起きて、一〇分ほど軽くストレッチしてみてください。そして胸郭《きょうかく》（肋骨の周り）を横に広げるような感じ（胸の中に空気をたくさん入れるようなイメージ）で、深呼吸してみてください。
体を動かすことで胃腸をはたらかせたり、深呼吸をしてリラックスするなどして副交感神経を作動させて自律神経を調整し、朝の食欲を促しましょう。

2 ハーブで自律神経を調整

おすすめの第一位はバジル

食欲がないときは、ハーブを上手に利用しましょう。とくに消化を促すのは、皆さんよくご存じのバジルです。バジルにはメチルカビコールという成分が含まれていますが、これが自律神経の調整に役立ちます。

胃腸などの消化器は、自律神経の副交感神経のはたらきの影響を受けます。バジルの葉を、サラダに使ったりしてみてはいかがでしょう。私はベランダでバジルを育てています。

いまは、お花屋さんでも、ハーブの苗などを販売しているのを見かけることがあります。夏はハーブが育てやすい季節ですから、鉢で育てるのもいいですね。

毎日数枚、自分で育てたバジルを野菜やモッツァレラチーズと一緒に食べたりするのも楽しいですよ。

飲み物にはミントの葉を

冷えた発泡性のミネラルウォーターを飲むとき、ミントの葉を入れると気分が爽快になり食欲がアップします。

ミントに含まれるメントールの作用によるものです。

モロッコなど暑い地方では、ミントティーが飲まれていますが、このミントティーは、耐熱性のガラスのカップにたっぷりのミントの葉を入れ、それにお湯を注いで飲むというものです。

お湯を注ぐことでミントの爽やかな香りがさらに広がり、気分が変わります。ちょっと贅沢ですが、試す価値はあります。

これにはちみつなどを入れると食後のデザートにもなり、メントールの作用で消化が促されます。

ローズマリーに含まれている「1・8シネオール」という成分は、大脳皮質にはたらきかけ、代謝を活発にする作用があるといわれています。すっきりした香りは元気がないときに活力をアップさせる作用があり、ローマ時代には学生が勉強するときに、頭にローズマリーをヘアバンドのようにしてかぶせたなどともいわれています。

夏バテで気分がうつ状態になったときなど、効果が期待できます。ローズマリーも非常に丈夫なので育てやすく、ベランダで簡単に栽培できます。私は肉や魚を料理するとき、とくに焼き肉や焼き魚にベランダのローズマリーの葉を利用します。

ローズマリーをのせて肉や魚を焼くと、いい香りがして食欲が増進したり、肉などの臭みも消えます。

またローズマリーの葉を乾燥させて手でほぐすと、様々な料理にスパイスとして振りかけることができ、アロマ効果を利用することができます。

夏の食欲低下には、ハーブの力を活用しよう！

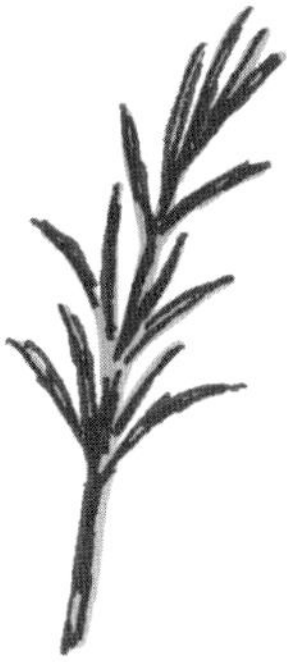

ローズマリーは、
代謝を活発にする作用がある。
肉や魚にのせて焼くと、
香りで食欲が増進、
アロマ効果もある。

バジルは、消化を促す作用があり、
自律神経の調整にも役立つ。
鉢で育てることもできる。

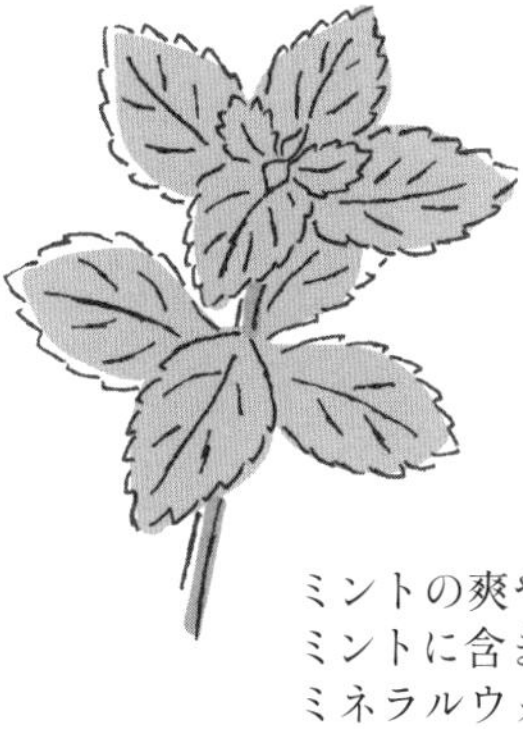

ミントの爽やかな香りで食欲アップ。
ミントに含まれるメントールで、消化が促される。
ミネラルウォーターに入れたり、
お湯を注いでミントティーにして楽しんで。

上手にハーブを活用して、夏バテを防ぎましょう。

積極的にたんぱく質をとろう！

3 たんぱく質に注目

高温で湿度の高い日本の夏。たんぱく質をしっかりとることは、体調を整える上で基本になります。

良質なたんぱく質を積極的にとりましょう。毎日必ず一品はたんぱく質中心の食事にすることが、夏バテ予防には大事です。

たんぱく質を豊富に含む食品のリストを作ってみたので、参考になさってください。

【メイン料理でとりたい、たんぱく質が豊富な食品（例）】

- 豆腐
- 納豆

・白身魚
・青魚……アジなど。サバ缶
【付け合わせでとりたい、たんぱく質が豊富な食品（例）】
・チーズ
・低脂肪ミルク、低脂肪ヨーグルト
・卵

そのほかにも、お好きなたんぱく質リストをご自分でも作成してみてください。夏場はついさっぱりした冷や麦などを主食にすることも多くなりますが、まずはたんぱく質をしっかりとることを忘れないでくださいね。

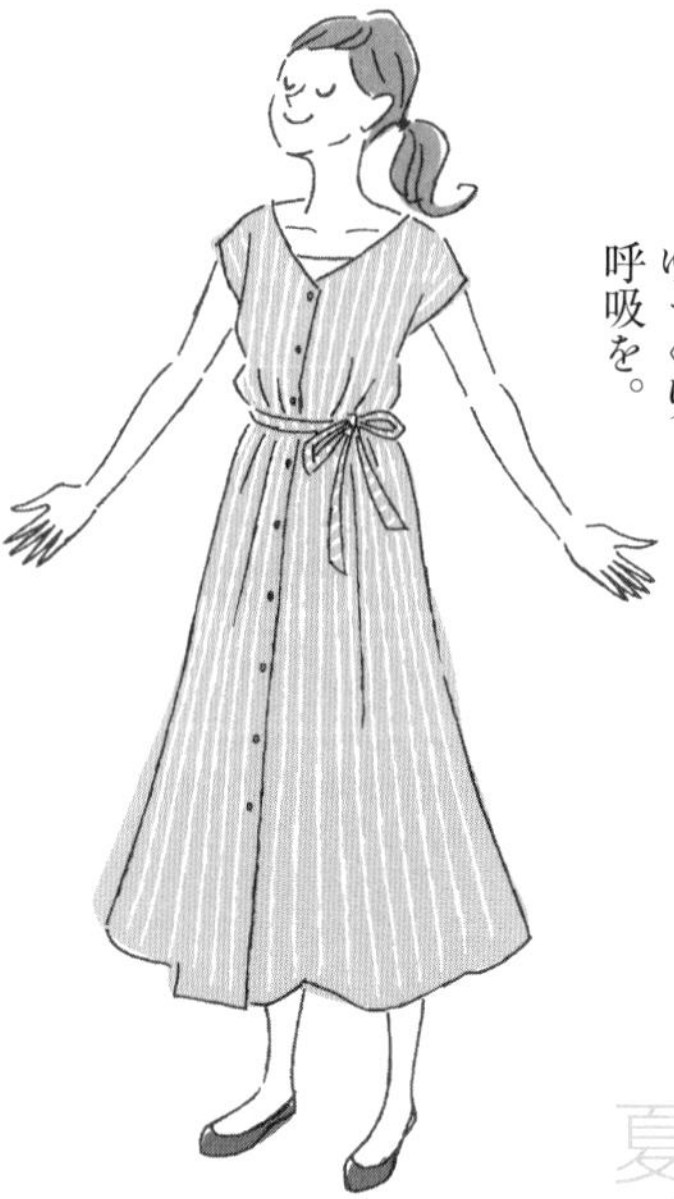

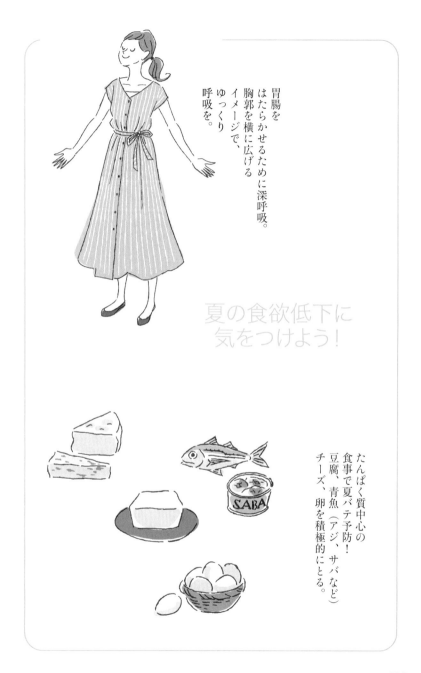

胃腸を
はたらかせるために深呼吸。
胸郭を横に広げる
イメージで、
ゆっくり
呼吸を。

夏の食欲低下に気をつけよう！

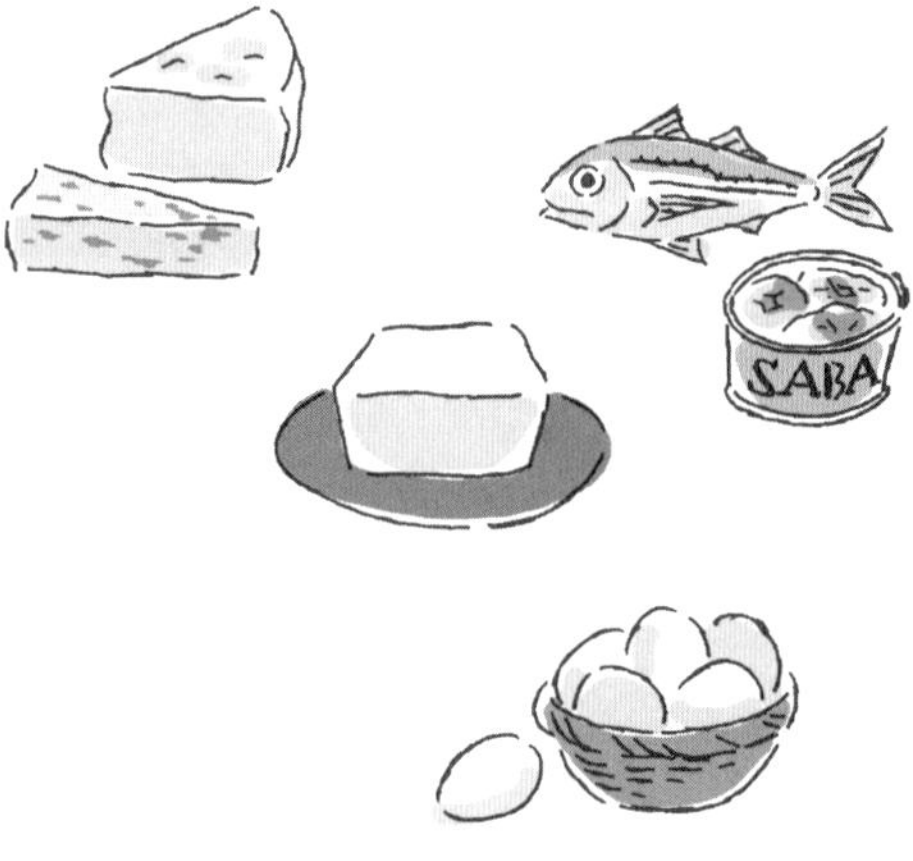

たんぱく質中心の
食事で夏バテ予防！
豆腐、青魚（アジ、サバなど）
チーズ、卵を積極的にとる。

chapter 3

心とキレイは連動する

心のポジティブ度をアップする

ネガティブスパイラルに陥っていませんか？

心がネガティブになると、眉間にしわができたり口角が下がったりして、不機嫌な顔になりますね。これではキレイとは程遠くなります。

一方、わざとらしくない自然な微笑みが浮かぶ表情や、雑念がなく集中しているときの真剣な表情は美しいものです。顔のつくりはどうであれ、表情が美しい人は美しい。

年齢を重ねても、しわやシミが気にならないのは、表情が美しい人かもしれません。心の方向がポジティブになると、自然に明るく清々しい表情が生まれます。

そこで「心をポジティブにしてキレイになる」をテーマに、お話ししましょう。

さて、ポジティブというとすぐ皆さんが思い浮かべるのは、コップの水のお話でしょう。コップに水が半分入っているとき、「半分もある」と思うのがポジティブ、「半分しかない」と思うのがネガティブな考え方といわれます。

でも、これは違います。なぜならのどが渇いていないとき、コップに半分水が入っていると「半分もある」と思えるかもしれませんが、のどがカラカラに渇いているときは、とてもそうは思えません。「半分しかない」と思うはずです。

そんなとき感情を抑え、無理して「半分もある」なんて思おうとしなくていいのです。「コップに水が半分ある、いま私はのどが渇いているから『半分しかない、と感じているんだな』ということ。つまり、『半分しかないと感じる』のはいまの自分の状態のためである」、と気がつくことが大事というわけです。

「水が半分しかない」と感じたことにイライラしたり、無理に「半分もある」

と思おうとしてそう思えない自分を、だめだと思わなくていいのです。

ネガティブな感情にどっぷりつかりそこで苦しまず、ポジティブ方向に心のベクトルを向けるにはどうすればいいか、それを考えることが大事です。

では、あなたがネガティブスパイラルに陥りやすいタイプかどうか、チェックしてみましょう。こんな傾向がありませんか？

【ネガティブチェック】

- 「全か無か」という思考スタイルである。「物事はいつもこうなるはずだ」「絶対こうだ」と思うことが多い。物事を全部やらないのであれば、初めからやらないほうがいいと考えがちである。
- 一つの面に焦点を当てがちである。物事や人のある部分だけを見て、評価する傾向がある。しかもその人や物事の悪い部分だけを見る。
- うまくいっている事柄や、状況のいい部分を絶えずけなしたり、ないがしろにする。

- 憶測や占い、想像などで物事を決めがちだ。
- 他人を「だめな人」「自分はこんな人」と決めつけをして、人や人生にネガティブなレッテルを貼ってしまう。
- 過大評価や過小評価をする。悪い部分を大きくとらえ、いい部分を過小評価する。

こうした思考回路をしていると、ネガティブになりやすいといえます。では、心をポジティブな方向に向けることについて考えてみましょう。

「ポジティブサイコロジー」という心理学の研究分野では、最近、心を一〇〇%ポジティブにしようとしなくていい、ネガティブな感情は、それはそれで役に立っているといわれます。というのは、ネガティブな感情があるからこそ、人は心がポジティブになったときその幸せを味わえるからです。

ですから嫌な出来事があり、ネガティブな感情があっても、その気持ちを抑える必要はなく、そういう状況でも「いいことはないか」と思いめぐらして、わずかないいことを見つけていく、そしていいことに目を向ける意識を高めることが大切です。

ポジティブ感情を高め、最終的にポジティブとネガティブの比率を、ポジティブ三に対し、ネガティブ一に保つと、うつを予防できる、とされています。

ポジティブ比を高める「リフレーミング」

では、具体的に嫌なことが起こった場合の事例を挙げながら、どんなふうにポジティブ感情を高めていけばいいのかについて、考えていきましょう。

週末、あなたは家族と郊外で屋外バーベキューの計画をしていました。ところが週末は大雨になってがっかり。イライラして怒りを感じっぱなしにしておくと心はネガティブになってしまいます。

そこで代替案を考えます。これは「リフレーミング」と呼ばれています。ネガティブな状況でも、ポジティブなことを見つける方法の一つです。

雨では戸外バーベキューは無理。ではどうしましょう。せっかく家族が集まったので、郊外のカフェでランチをとりましょうか？　そしてそのあとは車で近くの美術館に行きましょうか？

このようにほかの案に切り替えてみると、当初の予定は実現できなくて残念というネガティブな感情はあるものの、別の方法で楽しむことでポジティブ感情が生まれます。

絶対にいつも決めた通りでなくてはだめ、という「全か無か」という思考回路や、「自分はいつもついていない」と決めつけずに思考を柔軟にすることで、心をポジティブな方向に向けることができます。

嫌なことがあったときや、厳しい環境に置かれたとしても、その状況の中でいいことを見つけることができるエネルギーを育てて、心をキレイにしていきたいものです。

「心」と「眼力」の関係

心の活気を保つために必要なこと

今回は眼力《めぢから》のお話をしましょう。

眼力というと、女優さんの名前を挙げてあの女性は眼力があるとか、ないとかいわれたりしますが、私がここでお話ししたいのは、心と眼力についてです。

私は仕事柄、毎日たくさんの方とお会いします。多くは気持ちが落ち込んだ方や悩みがある方なのですが、気持ちが落ち込むとどんなにキレイな方でも表情が失われます。さらに心の活気の低下が続くと、顔がこわばったようになり無表情になるものです。

笑ったり泣いたり、という感情は人間にとって大事なものなのですが、感情を抑えてばかりいると、次第に自分の感情がわからなくなってきます。例えば、おなかが空《す》いたときのことを思い出してください。最初は、「おなかが空いたなあ」、と感じていても、あまりに長くその状態が続くと、だんだん自分が空腹かどうかもわからなくなり、最後にはもう空腹を感じなくなり、どうでもいいと思うような状況になったことはありませんか?

感情もそれと同じです。つらいなあ、悲しいなあ、怒りたいなあ、と思っていても、それを表現しないでずっと我慢しているうちに、だんだん自分の感情がわからなくなってきます。こうした状態のとき、人は表情が失われ、それと共に、表情や眼の力が失われていきます。

どんなに眼が大きくても顔の輪郭が整っていても、表情が消えてしまうと美しさは失われてしまいます。逆に表情が豊かで心に活気があれば、たとえ眼が小さくても顔の輪郭が整っていなくても、魅力にあふれるものです。

とはいえ、無理に造った笑顔や不自然な微笑は魅力を伴いません。人は敏感ですから本当の活気と、作為的な笑顔を即座に分別するものです。

では、活気と表情を手に入れ、眼力をつけるにはどうすればいいのでしょう？

眼力というと思い出すことがあります。以前オリンピックの中継を見ていたときに、女子柔道の選手が金メダルを獲得した瞬間の、素晴らしい眼力と笑顔に圧倒されました。その表情に思わずくぎ付けになるくらいキレイだなあ、と感じました。でもその選手は決して美人系ではなく（すみません）、化粧もしていないし、着ているものは、柔道着。しかしそんなことを超えて美しく素敵だったのです。キレイとは、そういうことなのだと思います。

私は、舞台の終了時の役者さんたちの表情が大好きです。一人ひとり舞台に出て会釈し、最後にみんなで手をつなぎ客席に向かって頭を下げるときの、その役者さんたちの美しいこと。その表情を見るだけでも価値あり、なんて思います。そうです。眼力と美しさは心の活気と直結しています。

でもいきなり毎日、毎時間、活気を持とうと思ってもできるものではありません。活気を養うにはいくつかのステップがあります。

第一ステップ

活気とは心の動きですから、まずは心の動きを止めないことです。怒り、悲しみ、後悔、不安などを抱え込んで固まってしまわないことが大事です。心が悲しみの方向に動いたら、それを書き留めたりして表現しておく。心にため込まず、表に出すことから始めます。といっても人に愚痴をこぼしたり、怒ってモノや人に当たるのは見苦しくて嫌ですね。

ですから一〇一ページでも紹介した「自分感情ノート」を作り、自分がいま、どんな思いにとらわれているのかを書き出してみましょう。そうすると自分の感情に気づきます。

集中でき、心が浄化されることを見つけよう！

第二ステップ

次のステップでは、「自分感情ノート」に感情を書いたあと、これをすると集中したり、ほっとしたり、すっきりする、ということを探しましょう。例えば私の知人はギターの練習をすると気分がすっきりするといいますし、別の友人は花屋さんに行き、フラワーアレンジメント用の花を選ぶと気持ちに活気が出るそうです。

つまり何らかの形でマイナス感情を断ち切る自己表現手段を見つけ、それに集中することが必要なのです。

そして眼力というのは、そうした自分の好きな表現手段について語るときの表情の中に潜んでいます。気持ちが落ち込んだ方と話しているときでも、その方が快方に向かうとき、眼がきらりと光る瞬間があることに気がつきます。

息子さんとの関係に悩んでいた方に、「あまり過干渉にならず、母親自身が何か好きなことを見つけ、自分の人生を見つけるほうがいいですよね」とお話したときのことです。しばらくしてその方が、若いころに趣味としていたピアノを再開して、いま練習が楽しいと話してくれました。そのときのその方の眼が美しくて素敵だったなと、印象に残っています。

このようなきらりと光る眼力は、あくまでも自分が能動的に行動するからこそ生まれます。他動的なことでは光り方が少ないのです。つまり誰かのコンサートを聴いたり、レストランでおいしいものを食べたり、買い物をしたりすることは、もちろん楽しくうれしいことなのですが、長続きする力強い眼力は生まれません。

自分がそのことに集中すると時間を忘れそうになる、そのことは自分の気持ちを表現することにつながっている、そんな何かを生活の中に見つけていくことで、長続きする眼力を手に入れることができます。

走ることでも、ヨガでも、絵を描くことでも、草木の手入れでも、野菜作りでも、音楽を演奏することでも、バレエでも、書道でも、ものを書くことでも、自分が集中し心が浄化される何かを見つけ継続すると、美しい眼力を手に入れられるに違いありません。

すっきりした心になるために

いいたいことを我慢してモヤモヤ……

いいたいことがあるけど、いいにくくて我慢してしまった。嫌だなあと思ったけど断ることができなかった。怒りたいけれど我慢した……ということが多くないですか？　我慢した時点では何とか持ちこたえたものの、そのあと気分がモヤモヤしてすっきりしない、ということはありませんか？

心に怒りやうっぷんをため込まずに、すっきりした心になるための日常的にできることを考えてみたいと思います。それではまず、あなたがうっぷんをため込みやすいタイプかどうか、チェックしてみましょう。

【あなたはうっぷんをため込みやすいタイプ？】

- 周りからいい人・穏やかな人といわれることが多い。
- 夫やパートナーはワンマンタイプである。または夫やパートナーはすでに亡くなっているが、ワンマンタイプであった。
- 自分が我慢していれば、すべてが問題ないと思う。
- 夫の両親と同居中、または夫の両親との同居が長い。
- 親族との調整役や、連絡係をする立場である。
- 嫌でも怒っていても顔に出さず、ニコニコしているようにするたちである。
- 権威的な男性、例えば医師や大学教授、教師らの前に出ると緊張してしゃべれない。
- 人前で話すのは苦手で、できれば避けたい。
- 困ったときに、家族や友人に手助けを頼むのをためらうことが多い。

●友人や子どもから頼まれると不当だと思っても、ついしてあげてしまう。
●店に行ったとき店員にすすめられると断ることができず、さほどの金額でない場合は、たいして欲しくなくても購入する。
●相手から欠点を指摘されると非常に傷つく。
●集まりに誘われると、行きたくなくても断ることができず、我慢して参加する。
●人に頼むより自分でしたほうが気が楽だから、本当は自分の役目や仕事ではないのに、してしまうことが多い。
●自分の本当の気持ちを知っている人は、いないと思う。
●家族の承認がないと、自分のスケジュールを立てたり、したいことを始められない。
●食事の献立は家族中心である。自分が好きなものはほとんど作らない。

いかがでしょうか？　六つ以上当てはまる場合は、我慢しやすい傾向が強いですね。我慢を続けると、心にうっぷんがたまります。うっぷんがたまるとどうしても口角が下がり、表情が硬くこわばります。

かといって、無理に表情を明るくしようとニコニコして口角を上げても、目は笑っていないのでどこか不自然な表情になります。またうっぷんがたまると、気持ちが落ち込んでイライラ感が募ったり、体調が悪くなることがあります。こうした心身症の患者さんが、最近とても多いのです。

ある例を挙げてみましょう。

Aさんは四〇代後半。夫と子供二人。夫はリストラに遭い、いまは非正規雇用で働いていますが、仕事へのモチベーションは低下しています。長女は就職し正社員。長男は大学一年です。長男の学費がかかるので、Aさんは派遣で仕事をしています。夫の給料は以前の六割程度しかありません。にもかかわらず、たばこやお酒の量が多く、また帰りも遅いので、話し合う時間がありません。

長男の学費はAさんがすべて工面し、食費もAさんの給料でまかなっています。夫がお酒の量を減らしてくれたら、長男がアルバイトの収入をすべて自分の小遣いにせずちょっと学費にまわしてくれたら、長女が少し食費を入れてくれたら楽になるのにと思うのですが、いい出せないAさんです。

その状態が続き、Aさんはめまいと耳鳴りがひどくなり、メニエール症候群と診断されました。

心の処方箋

Aさんのケースをお読みになって、どんなことを思われたでしょう。きっと「夫に話せばいいのに」「子どもたちに協力を求めればいいのに」と思われたのではないでしょうか？

人のことだと客観的に見ることができ、解決策がわかりますが、自分のことになると途端に「我慢してNOといえない人」になるのです。

そこで対策となるヒントをお話しします。

「NOといえないな」「我慢しているな」と思ったら、次の手順でノートなどに書き出して考えてみてください。

①自分の状況を「Aさん」として、「Aさんはこういう状況で、このように感じています」と書きます。
②今度はAさんの立場に立ち、どうすればすっきりするか、アドバイスを考え、それを書きます。
③「Aさんはこの人にこのことを頼み」「このように伝えればいいのでは」という具体策を書いてみます。
④それを少しずつ実現させていくためには、相手にどう話せばいいか考えてください。
⑤④を書き出していく際、YOUメッセージ＝「あなたにこうしてほしい」ではなく、Iメッセージ＝「自分はあなたがこうしてくれると助かるのだけど、どう？」にするなど伝え方を工夫してみるといいでしょう。

うっぷんをためないように心がけましょう。

あなたの「レスキューアイテム」を見つけよう！

生活に一つプラスしてキレイに

ある日の夕方、急に頭が重くなってきたとき、ちょうどマヌカハニー*入りの塩飴が車の中にあったので、一つ舐めてみました。少ししたら頭がすっきり。「ああ、汗をかいて塩分不足だったんだな」、そして「少し低血糖気味だったのかしら」と思いました。

不足している何かに気がついたときすぐに対処すると、体調を保つことができます。こんなお助けアイテム＝「レスキューアイテム」を自分なりに見つけておきませんか？

あるものを日常生活にプラスすると、キレイで元気になれる——、そんなことを考えるのは楽しいですね。あなたの日常生活の中で、心と体の疲労蓄積防止の「レスキューアイテム」をそろえておきましょう。

私の「レスキューアイテム」をご紹介します。

私の「レスキューアイテム」

1 紫色の果物

私は視力に左右差があり、パソコンで仕事をしていると、目が疲れます。眼精疲労があると肩こりの原因になりますし、背中が痛くなります。

目の周りの筋肉運動は意識して行っていてもやっぱり疲れる——そこで常備しているのは、アントシアニンを含む果物たちです。紫色の色素はアントシアニン。

アントシアニンの効果については医学的にはまだわからない部分もあるのですが、私は摂取すると調子がいいので、アントシアニンを多く含むといわれるハスカップを冷凍庫に、ブルーベリーを冷蔵庫に常備しています。

ハスカップはもう二〇年以上食べていて、札幌の空港で見つけて以来、取り寄せて冷凍しています。大さじ二杯くらいをプレーンヨーグルトに混ぜ、これに生のブルーベリーをやはり大さじ二杯くらい加え、マヌカハニーを入れ、さらにベリーの一種、アロニアのジュースを大さじ二杯くらい加えます。アロニアジュースも紫色をしていて、これもアントシアニンが豊富。

これが、私の眼精疲労防止の「レスキューアイテム」です。

2 スライスショウガ

食欲がいま一つのとき、「何となく疲れた」と感じるとき、助けてくれるのがショウガです。すり下ろして使う方が多いと思いますが、私はスライスしたり細く千切りにして、パックに入れて保存しています。

酢の物に入れる、魚や肉を焼くとき上にのせる、あるいは時々そのままかじったりするのですが、パワーが出ます。

気分が上向きになる「レスキューアイテム」で、代謝もアップします。

3 バジルとローズマリー

ベランダで育てているのが、バジルとローズマリー。プランターに植えて毎日お水をやっています。

バジルは冬になると元気がなくなりますが、ローズマリーは都内では一年中元気に育ちます。バジルは消化を助けたり、気分を落ち着かせる成分が含まれていて、エッセンシャルオイルにもなっているくらいです。サラダに数枚入れるとおいしく、すっきりした気分になります。

ローズマリーは魚や肉を焼く際、上にのせます。香りがよくて、プランターから葉を摘むときに漂う香りで、元気になることがしばしばです。前述しましたが、ローズマリーには「1・8シネオール」という成分が含まれており、代謝を活発にして気分を明るくさせる効果があるといわれています。

心の活力が低下しているとき、私はローズマリーのエッセンシャルオイルを使ったりしています。

4 バルサミコ酢

白バルサミコ酢は、ほんのひと吹きで普段の焼き物が高級な一品に変わり、幸せな気分にしてくれる「レスキューアイテム」。私はサラダにひと吹きしたりしていますす。ひと吹きというのは、私が使用している白バルサミコ酢は、簡単に量が調節できるようスプレータイプになっているからです。

例えば、サーモンの上に白みそとチーズをのせて焼き上げたあと、白バルサミコ酢をひと吹きすると、味がまろやかになり食欲が出ます。

5 一輪の花

お部屋に花はありますか？　夏の間は暑くて「花を飾るのはちょっと」と思うかもしれませんが、夏以外の季節に、お花を飾ってみてはいかがでしょう。部屋に花があると心が和みます。

6 リップグロス

一〇年ほど前ですが、老化が気になり始めたころ、お気に入りのリップグロスを見つけ、それを唇に塗ると、途端に顔が明るく生き生きすることに気がつきました。

でも、そのとき似合っていたグロスをいま塗っても、特に変化がなくなりました。それがもう似合わない年齢になったのだと思います。いまではまた違うグロスが、「私のレスキューアイテム」になりました。

年齢など、その時々で自分に必要なアイテムは変わります。

心も体も同じだと思います。いまの自分を助けてくれるものは何かと考え、人真似ではない自分に必要なものを見つけることが、自分らしく生きることにつながるように思います。

＊ マヌカハニー…マヌカは灌木種の一つでニュージーランドにのみ自生するフトモモ科の低木。この花蜜を集めるミツバチによりマヌカハニーは作られている。

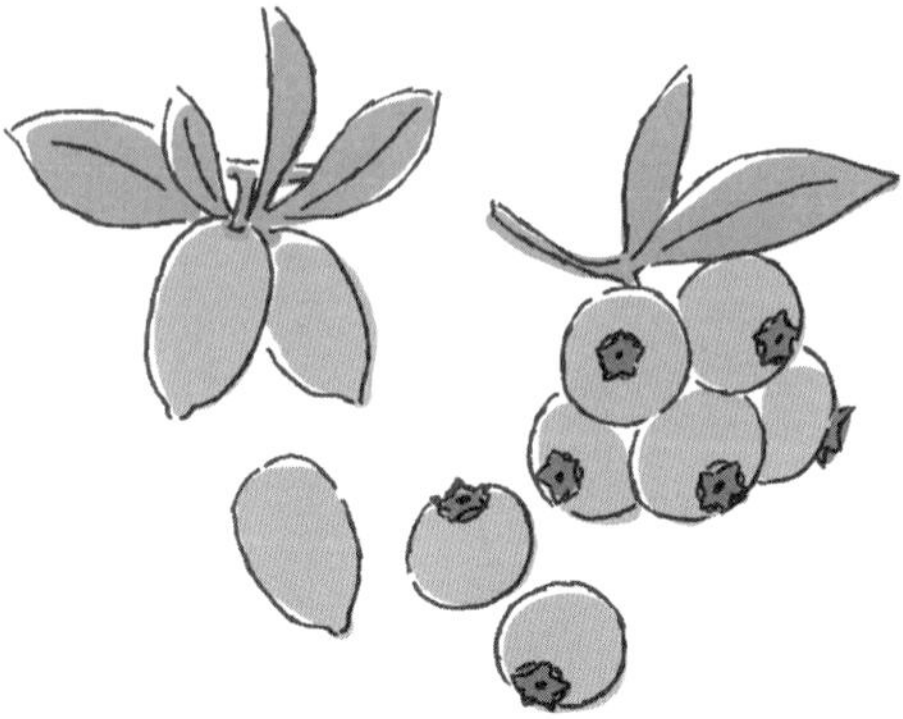

ブルーベリー、
ハスカップなど、
紫色の果物は、
アントシアニンが豊富。
眼精疲労防止に。

日常の疲労を癒す
レスキューアイテム

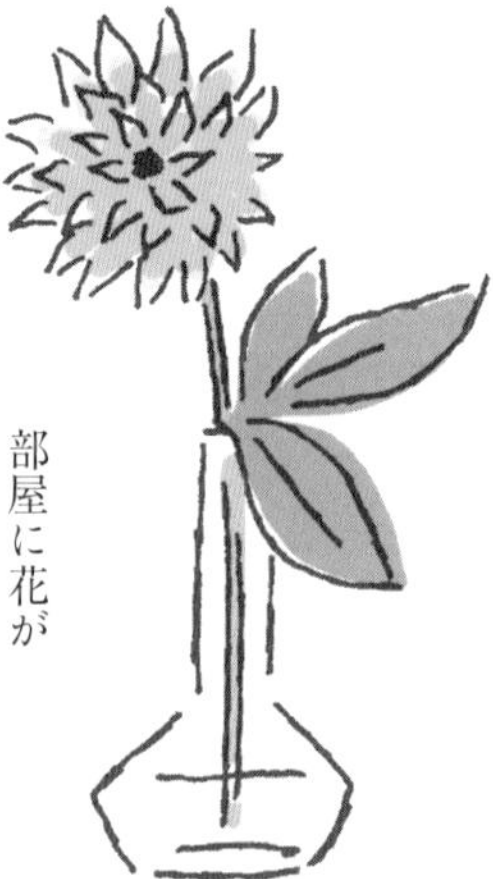

部屋に花が
一輪あるだけで、
気持ちが明るくなる。

幸せ顔になる心の処方箋

楽観的か悲観的かチェックをしよう！

四〇代後半を過ぎるとしわやシミが気になるもの。でも、しわやシミがあっても全く問題がなく素敵な方がいます。そんな方は笑顔が素敵です。

無理して作る笑い顔ではなく、自然な笑顔で過ごせる人は、日々心を前向きにしているといえるでしょう。前向き・ポジティブというと、いつもがんばっていなくてはならないように思えますが、そうではありません。そこで、改めて、「ポジティブ」ということについて、考えてみたいと思います。

その前に、あなたは楽観的に物事をとらえる傾向にあるでしょうか。あるいは悲観的に物事をとらえる傾向にあるでしょうか。左の表の1から5の項目でAとBのどちらに当てはまるかをチェックしてみましょう。

楽観的・悲観的チェック

			A	B
1	A	何かいいことがあったり、物事がうまくいったとき自分の努力の結果だと思う。		
	B	何かいいことがあったり、物事がうまくいったとき偶然だと思う。		
2	A	いいことがあると、これが続くだろうと思う。		
	B	いいことがあると、これは偶然だと思う。		
3	A	うまくいかないと、いろいろな問題が原因だろうと思う。		
	B	うまくいかないと、すべての原因は能力がない自分のせいだと思う。		
4	A	うまくいかないと、一過性のことだと思う。		
	B	うまくいかないと、これがずっと続くと思う。		
5	A	うまくいかないと、ある部分だけがうまくいかないと捉える。		
	B	うまくいかないと、自分はすべての面でだめだと思う。		
合計				

（表は「うつを克服するためのポジティブサイコロジー練習帳」ミリアム・アクタル著、大野裕監訳、山本眞利子訳、創元社刊を参考に筆者作成）

いかがでしたか？　それぞれの項目でAの項目が多い方は楽観的にとらえる傾向があり、Bの項目が多い方は悲観的にとらえる傾向があるといえます。

悲観主義を修正して、楽観主義を学習する

悲観主義はうつに陥りやすく、従って笑顔とは縁遠くなります。でも、がっかりしないでください。

悲観主義は変えられる、とポジティブサイコロジーを提唱する心理学者のセリグマン博士は語っています。悲観主義者であっても、楽観主義の考え方の癖を学ぶことにより「楽観主義者」に変わることができるといいます。

楽観主義者はたとえよくないことが起こってもそれを受け入れ、問題解決に集中することで環境に適応できるというのです。

セリグマン博士によると、悲観主義と楽観主義の大きな違いは、次のようなものです。

楽観主義者は、よくないことが起こると、

- 自分のせいだけではない。
- いつもではない。
- 何もかもではない。

と考えます。これに対し、悲観主義者はよくないことが起こると、

- 自分のせいだ。
- いつもこうだ。
- 何もかもすべてがこうだ。

と考えます。

あなたの考え方の癖が悲観主義なら楽観主義の考え方の回路を学びましょう。

・すべてが自分のせいではないですね。
・すべてが悪いことでなく、いいことはなかったでしょうか。
・永久に続くわけではないですね。

まずはこのように、一つずつ丁寧に考え方を点検して、修正する努力が必要です。英語の発音と同じで、繰り返し修正しないと癖は治らないので根気よく続けていきましょう。

そのうえで、次のステップに進みましょう。

心に「ポジティブ感情」を育てます。楽観的なものの見方だけが「ポジティブ感情」を増やせるわけではありません。様々な感情が「ポジティブ感情」につながる要素になりますから、そのいくつかを育てていくことで気持ちが明るくなり、「うつスパイラル」に陥るのを予防できます。

例えば充実感、満足感、安らぎ、感謝、愛、インスピレーション、好奇心、興味、わくわく感、創造性、希望、信頼などにより「ポジティブ感情」を増やすことができます。

これらの要素で比較的たやすく実行しやすいのは、感謝の気持ち、好奇心、興味を持つことではないでしょうか？

毎日一つの感謝と好奇心を

心の中に「ポジティブ感情」を育てるために、こんな方法はいかがでしょう。毎日、日中に一つだけ自分が興味を持っていることについて調べてみるという方法です。本を読む、インターネットで調べるでもいいですし、さらに一歩進んで図書館に出かけたり、専門家に聞くチャンスを探す、講演会がないか調べるなどに発展することもあるでしょう。

夜寝る前に、一日の中で人から親切にしてもらったことを思い出したり、何かに感謝する時間を作ることも「ポジティブ感情」を育みます。

このように、心に「ポジティブ感情」を育てることが幸せ顔を作ることにつながります。ぜひ試してみてください。

＊

二〇二〇年、新型コロナウイルスの感染拡大や緊急事態宣言の影響で、女性の方から不安で気持ちが沈む、というご相談を受けることが多くなりました。

そこで、相談に来られたある三〇代の女性に、セリグマン博士の「ポジティブサイコロジー」のアプローチで、ご自分の強みや得意なことをリストアップしてもらい、日々の中で何か一つ以上使って行動してみる日を作っていただきました。

すると、その方は、少しずつ自分の行動に前向きさが出て、気分も明るくなっていったそうです。きっと表情も幸せ顔になっていったでしょう。

「自分には何の強みもない」なんていうことはありません。親切、寛容、優しさ、ユーモアなど、きっといろんなあなたの強みがあるはず。あなたの強みをいかして「ポジティブ感情」を増やし、ストレスを改善することもできるはずです。

不安の中、心身の健康を保つために

これからの生活の対策

二〇二〇年に世界中に広がった新型コロナウイルスは、今後また感染拡大を起こす可能性もあります。そんな中で心身の健康を保つポイントを考えてみましょう。

対策1　生活リズムを守る

時差出勤で起床時間が遅くなった方や、テレワークで普段の生活時間に変化が生じ時差ぼけのような状態の方、また家族の勤務体制が変化したり子どもの学校の予定が変化したりという方は、生活時間を元の時間と大きく変わらない時間に戻すことが大事です。起床時間を遅らせない、あるいは大きくずらさないことが必要です。また、食事の時間をずらさないことは生活リズムをキープするポイントになります。

対策2　ながら過食禁止

間食をしない、朝食を抜かない、など胃腸のリズムをキープすることは生活リズムを保つのに役立ちます。ストレスで過食になっている方は、間食する前にカモミールティーなどのリラックス効果があるハーブティーを、ゆっくり細く長く息をフーフー吹いて冷ましながら少しずつ飲んでみてください。

息をゆっくり吐くことが自律神経の調整に役立ち、過食を防止する手助けになります。またテレビを見ながら何となく食べるという習慣も過食につながります。ストレスがある場合、見ながら食べる、見ながらつまむという習慣をストップすることが必要です。

対策3　体をゆるめて心のケアにつなげる

不安を感じるのは人間が身を守るために必要な反応です。不安になるのは悪いことではありません。不安を否定して「コロナ感染は暖かくなれば自然に消滅するだろう。夏は大丈夫」などと思ったり「大したことはないから人込みでも自分はかかるわけはない」といって、必要ではない外出をわざとするような人がいますが、こうした方は楽観バイアスの可能性が大きいといえます。

しかし一方、不安で緊張状態が続く方は体へのアプローチが心のケアになるのです。体をゆるめると心の緊張が緩和します。いくら頭で不安をなくそうと考えてもうまくいきません。

逆にうまくいかず不安が続くことでイライラしてしまいます。こうした場合は体にはたらきかける次の対策を取り入れてください。

対策4　鼻呼吸で緊張と不安対処

まず鼻呼吸でストレスによる緊張状態を改善してください。方法は次の通りです。目を閉じ無理のない範囲、できる範囲で行いましょう。

- 右の鼻をおさえ左の鼻孔から息を3、ゆっくり数えて吸う。（1、2、3

と自分のペースで心の中で数える）

- 左の鼻をおさえ右の鼻孔から6ゆっくり数えて息を吐く。これを2〜3回繰り返す。
- 右の鼻をおさえ左の鼻孔から4ゆっくり数えて息を吸う。
- 左の鼻をおさえ右の鼻孔から8ゆっくり数えて息を吐く。これを2〜3回繰り返す。
- 右の鼻孔をおさえ左の鼻孔から5ゆっくり数えて息を吸う。
- 左の鼻孔をおさえ右の鼻孔から10ゆっくり数えて息を吐く。これを2〜3回繰り返す。（無理のないようにできる範囲で）

このように吸う息の倍の長さで息を吐くようにしていると交感神経の緊張がゆるみ体がリラックスします。緊張しているなと感じたとき、過食になりそうなとき、不安なとき、寝る前などこうした鼻呼吸をしばらく続けると緊張感が緩和します。

対策5　情報依存に注意

一日中スマホでコロナ情報を検索したり、テレビのワイドショーを見ていて不安になっている方がいます。ストレス対処の研究で知られるアーロン・アントノフスキー博士は、絶え間なく情報を求めている人は、始終閉じこもっている人と同様、ストレス状況に適応できないとし「情報は役に立つ可能性があるときに求め、過大負荷をもたらすようなときは求めず、一貫して求めないのもよくない」と述べています。

正確な根拠のある情報源をみつけ、時間を決めてそれを見る。それ以外の時間はスマホやテレビで情報の垂れ流しをしない習慣を作ることも必要でしょう。これを機会に医学の学会のホームページ（日本感染症学会など）に解説されている一般の方向けの情報にアクセスして最新のデータを入手してはいかがでしょう。少なくともテレビのワイドショーを見ているよりはずっと勉強になるはずです。

対策6 デマに惑わされない女になる

デマや噂の流布には法則があるといわれています。

心理学者のオルポートとポストマンはデマの量（拡がり）は問題の重要性と状況のあいまいさの積に比例すると述べています。

今回は、命にかかわる重大事でありかつ状況があいまいですから、デマが流れる確率は非常に高いのです。ですから今後デマに対処するには不安管理は不可欠です。以下が、注意すべきことです。

①すぐにシェアしてください、という決まり文句でつられない。デマのペースに巻き込まれないこと。

②友達の信頼できる人からの情報、などという個人が特定できない情報をすぐに流さないで止めておく。

③すぐ反応しないこと。

④それは確かに正しいのか、と一度考えてみる。

⑤生活のすべてを不安な気持ちで過ごさず、コロナのことを考えない時間を作る。一日中ワイドショーを見たりネット検索をしたりしない。
⑥いい空気を深呼吸する。特に呼吸する際、吸う息の二倍から三倍以上の時間をかけ長く息を吐く。吐く息を長くしていると交感神経の緊張がゆるみ血圧や心拍数が落ち着きます。
⑦信頼できる情報源の情報を確認する（怪しい情報に触れない）。
⑧できる対処を確実に実行する（手洗いは一〇秒の石鹸でもみ洗いのあと一五秒の流水洗いを二回繰り返す。アルコールをもみこむ、など）。
⑨楽観バイアスに陥らず、かといって悲観モードに陥らない。（自分は大丈夫といってわざわざ人混みなどに出掛けたりしない）
⑩寝る前に一度ストレッチして体を伸ばし緊張を解く。

不安は体に影響を及ぼします。一九九四年のカリフォルニア州ノースリッジ地震のあと、もともと不安傾向が強かった住民は地震の三か月後も免疫細胞

（NK細胞）の減少が見られたと報告されています。コロナウイルス感染予防には免疫力が大事です。デマに惑わされず不安を乗り切ることも、今後の大事なコロナ対策です。

chapter 4

年をとるごとにキレイになる

さびない女性でいるためのキーワード

さびないために必要なこと

いくつになっても元気で生き生きしていたい、と思う方が多いと思います。当然ですよね。では、そのためにあなたはどんな努力や工夫をしていますか？

生活習慣病といわれる高血圧、高脂血症、痛風、糖尿病、狭心症、心筋梗塞、メタボリックシンドローム、脂肪肝、サルコペニア、睡眠障害、大腸がん、などなど、日々の生活の習慣が引き起こす病気は、生き生き、元気を妨害します。

まずあなたの生活をチェックしてみましょう。

【さびない女性度チェック】

①たばこは吸わない。

②過度な量のお酒は飲まない。

③車の移動は少なく、毎日二〇分くらいは歩く習慣がある。

④階段を上ることが、一日数回は必ずある。

⑤継続している運動がある。

⑥筋肉に負荷をかける運動、例えばダンベル運動などを週二回はしている。

⑦薄味が好き。

⑧早食いやドカ食いはしない。

⑨インスタント食品やレトルト食品は、利用しないことが多い。

⑩食べすぎることはあまりない。

⑪フライや揚げ物は嫌い。

⑫寝る前最低一時間は、テレビ、パソコンやスマホは見ない。

⑬睡眠時間は、最低六時間はとっている。

⑭趣味や社会活動に定期的に参加している。
⑮社会に貢献する活動をしている。
⑯クリエイティブな活動、例えばもの作りなどをしている。

いくつ当てはまりましたか？　一二個以上当てはまる方は、「スーパー若々しく生き生きレベル」。一〇個以上当てはまれば「生き生きレベル」。八〜九個は「ぎりぎりセーフ」。それ以下の方は、「生活改善努力」が必要レベルです。

「一無、二少、三多」の法則

では、どうすれば「生き生きレベル」になれるかについて解説しましょう。

生活習慣が引き起こす病気はご存じの通り、生活習慣病ですが、こうした病気を予防するための啓蒙活動をすることを目的として、「日本生活習慣病予防協会」が二〇〇〇年九月に発足しました。この予防協会の提唱しているのが「一《いち》無《む》、二少《にしょう》、三多《さんた》」です。

「一無」とは？

一無とはズバリ、「たばこを吸わない」ということです。たばこを吸うことにより体には、ニコチン、タール、一酸化炭素が運び込まれます。

ニコチンは中枢神経系のはたらきの抑制や興奮を引き起こし、依存性が高く、糖代謝や脂質代謝の異常も引き起こして、心臓血管系の異常のリスクを高めます。

タールはご存じの通り、発がん物質です。

一酸化炭素は、血液の酸素運搬機能を低下させます。たばこは一本でも若さと生き生きを妨害します。

「二少」とは？

二少とは少食。塩分・砂糖を少なく、お酒を少なめに、ということです。腹八分目にする、塩分は一日七グラム以下（味噌汁一杯で二グラムの塩分です）。白砂糖は控えめに。

お酒は一日アルコール二〇グラム（日本酒一合くらい）以下に。一六七ページの表「主な酒類のアルコール量の目安」をご参照ください。

「三多」とは？

まずは「多休」です。しっかり質のよい睡眠をとる。

次に「多動」。しっかり体を動かしましょう。有酸素運動を一日二〇分程度することが大事ですね。

でも歩くだけでは足りません。筋肉量をキープすることが大事です。筋肉に負荷をかけて運動する、例えば一キロのダンベルを使い、軽く上肢の運動をすることや、自分の体重を使ってできるスクワットなどをまめに続けないと筋肉量はキープできません。

人には五〇〇もの筋肉があるので、歩くだけでは全部の筋肉に刺激を与えるのは無理。ですから歩くだけでは使われない上肢の筋肉に焦点を当てて、軽く運動をしてみることが大事です。

さらに精神的な視点からも大事なことがあります。「三多」には多くの人とかかわり、社会参加する「多接」が必要ともいわれています。「もう年だから」とあきらめてしまわず、趣味や社会活動をして社会とかかわり続けることが必要です。

自分のためでもあると同時に、人のためにも役立つような何かを始める、それが元気で生き生き過ごすための大事なポイントといえるでしょう。

主な酒類のアルコール量の目安

「節度ある適度な飲酒」としては、1日平均純アルコールで約20g程度である旨の知識を普及する。

お酒の種類	アルコール度数	純アルコール量
ビール (中瓶1本500ml)	5%	20g
清酒 (1合180ml)	15%	22g
ウイスキー・ブランデー (ダブル60ml)	43%	20g
焼酎（35度） (1合180ml)	35%	50g
ワイン (1杯120ml)	12%	12g

(出典・厚生労働省「アルコール」)

美しい動作で「キレイ」を保つ

美しい動作、できていますか？

動作には、その方の生き方が現れるものです。

特に気を使わない場所にいるときの動作は、その方の本質が見えてくるもの。誰かが見ているというような意識があり、人の視線を感じているときにキレイな動作ができるのは当然です。

しかし、人が見ていないときに美しい動きで行動できる人は、真の美しさがあるような気がします。

というのは、以前、スポーツクラブのロッカールームで、バタバタと大きな音を立てて歩く女性が気になったからです。気がゆるむのは悪いことではありませんが、気はゆるんでも美しい動作ができると素敵だと思います。

美しい動作ができているか、チェックしましょう！

【美しい動作度チェック】

- 歩くとき、バタバタ大きな音を立てている。
- お風呂場でシャワーを浴びながら鼻をかんだり、痰を吐いたりする。
- 電車で座るとき、膝を開く。
- 歩いているとき、ショーウインドーに映る自分を見ると猫背だ。
- 食器などをテーブルの上にのせるときに、がちゃんと音を立てることが多い。
- ショッピングセンターなどで、ドアを開ける際、後ろの人のために開けて待つことはしない。
- 歩くとき脚が開いて、がに股になる。

いかがでしたか？　当てはまる数が多いほどキレイな動作から遠くなります。

まずは姿勢を正そう！

美しい動作は、背筋をまっすぐにした姿勢のよさと、足先、手先まで細やかな神経を行き届かせること、人への思いやりから生まれます。

では、具体的にどんなことに気をつければ、キレイな動作をすることができるのか提案していきます。

1　姿勢をよくしよう

姿勢が大事なのは、姿勢を美しくまっすぐにしていないと呼吸が不十分になりがちだからです。肺に酸素を十分にとり込むことは全身に酸素を供給し、心地よく活動することにつながります。

毎日、気がついたときに、背筋を伸ばして肺にたくさんのキレイな空気をとり入れる、というイメージで呼吸すると、いつの間にかキレイな姿勢が保てるようになります。

ショーウインドーのガラスに映る自分を見て猫背だと感じたら、その都度修正して深呼吸を繰り返すと美しい姿勢が身につきます。壁に背中をつけ、手を上げながら、脚を地面にしっかりつける、というイメージで伸びをすると、姿勢がよくなりウエスト部分が細くなります。

2 足音が大きいときは「かかと重心」になっている！

歩くときに大きくバタバタと音がするのは、かかと重心あるいは偏平足気味の場合に起こりやすいといえます。

こうした歩き方は疲労度が増しますし、東洋医学の観点から見ると、気持ちを前向きにさせることがむずかしいそうです。足の先に意識を向け、足先から床に足を置くことを意識してみると、美しい歩き方の習慣が身につくはずです。

3 がに股歩きは太りやすくなる

がに股は、骨盤が開いた歩き方です。骨盤が開いた状態を続けると太りやすくなります。一本線を進むイメージで歩くようにすると、骨盤が開いたままということはなくなります。

美しい動作となり、美しい体型を保つことができます。

4　膝を閉じて座っていますか？

膝を閉じられないのも骨盤の問題です。また太ももに意識が行き渡らないと膝は開いてしまいます。これを防止する習慣を作りましょう。

タオルを小さくたたみ、両膝の間に挟みます。自宅の椅子に座るとき、こうしてタオルを挟んで数分過ごします。

例えばテレビを見るとき、このような太もも筋トレをしてはいかがでしょう。膝を閉じるというより、両足の太ももを合わせるという気持ちで試していただくといいでしょう。

このトレーニングで太もものラインがキレイになりますよ。ちなみに私は小さめのゴムのボールを挟みながら、化粧をしています。

5　人のためにドアを開けて待つ

人のためにドアを開けて待つというのは、欧米では常識的に行われますが、日本ではいま一つ浸透していません。次に来る人のためにドアを開けて待つという動作は美しいですし、ドアを開けることで腕の筋肉を使います。疲労困憊しているときを除き、ゆとりがある際こうした動作をすると、ちょっとしたやさしさをほかの人に分けることもでき、喜びも生まれます。

6 お風呂場マナー

お風呂場でシャワーを浴びながら、鼻をかんだり痰を吐いたりする人がいます。たとえ自宅のお風呂でもこれはマナー違反。お風呂の排水溝が詰まるなど不潔になりやすいですね。

スポーツジムなどでこうした行動をしている人を見かけますが、感染のリスクもありハラハラします。医学的にもリスク大です。

7 食器をテーブルに置くときは手をそえて

特にイライラしているわけではないのに、食器をガチャンとテーブルに置くのは、手先まで細やかな神経が行き渡らない状態、つまりゆとりのなさを反映しているといえます。

普段どんなふうに食器などを置いているか、置き方を改めて点検すると、自分の心がわかるはずです。

美しい動作は心の反映です。気持ちを凛と整え、美しい動作を重ねると、年をとっても美しくいられるような気がします。

chapter 4
Nº 3
自己肯定感に磨きをかけて美しく

小さな変化が自信につながる

さて今回は「どこか一つ、何か一つを自分の専門に」してキレイを作る、ということについて考えていきたいと思います。まず質問です。

①あなたはご自分の体、容姿で、ここはいいなと思っているところはありますか？

どんな小さなことでも結構です。腕力が強いから荷物が持てる、でもいいし、爪の形がいい、でもいいし、胃が丈夫、でもいいし、髪がキレイ、でもいいし、何でも結構です。まずそれを確認してください。

②次にあなたは自分の行動傾向や性格傾向で、これはいいな、と思っていることはありますか？

例えば忍耐強いとか、寛容であるとか、カリカリせずのんびりしている、何でもすぐやってみる、などなんでも結構です。

そのいいところ、長所に磨きをかけ、その部分の専門家になることを考えてください。

こんな方がいます。

子育てが終わった六〇歳の主婦・Aさんの話です。Aさんは二人のお子さんがすでに独立して、夫と二人暮らしです。夫は幸いに再就職してそれほど忙しくない仕事をしています。何となく空虚になりそうな毎日の中で自分のいいところはないかな、と考えるようになりました。

まず容姿ですが、姿勢がいいといつもほめられることに気がつきました。そこでこれに磨きをかけてみようと思ったそうです。近くのジムでストレッチをするようになり、これは面白いと思うようになりました。体がゆるむと気分が楽になるからです。

ストレッチを続けるようになると、今度は体を構成する筋肉について知りたくなりました。そこでジムにきているトレーナーにいろいろ教えてもらい、自分でも本を読んで調べるようになりました。姿勢を保つためには体の柔軟性とともに筋力も大事と気がつきました。

またジムでストレッチをする仲間と話をするようになり、かなり世界が広がったというAさんですが、姿勢がいい、体が柔軟でいようとすることが、自分が今後していくこととつながるように思えるということです。これからまだ何かできる、というスタンスに立てること自体が素敵だと思いました。

もうお一人、四六歳のBさんの話です。Bさんは自分の容姿のことは考えず生活してきました。料理が好きで水仕事が多くて手が荒れやすく、爪もあまり手入れをしていなかったそうです。

あるとき友達から、「爪の形がキレイでいいわね、手の指も長くていいな」といわれ、これは少し手入れをしなくてはと思い、寝る前にハンドクリームを塗りマッサージしたり、爪も表面を整えて切りっぱなしではなく、やすりをかけるようにしてみたそうです。

そうした小さなことが自信につながり、「あ、私もなかなかだな」と思えるようになったそうです。料理が好きで水仕事が多くても、手をキレイに保つ、という小さなことですが、何かが変わったように思えるということでした。

四〇歳のCさんは人前で話したり、仲間とおしゃべりするのが苦手です。しかし忍耐強く何かをすることや、ものを書くことが好きでした。新聞の投稿欄や、短歌を作り投稿して採用されることが自信につながり、「人に会うとき、必要以上に怖がることはない」と思えるようになりました。短歌の研究会に出るようになり、仲間と話し合う機会ができて何より自分に自信が持てるようになったそうです。

一つを磨く効用

どこか一つがなぜいいか？

どこか一ついいところを見つけるということは、あらためて新鮮な視点で自分を見つめるきっかけになります。その一つに磨きをかけることは、長所を伸ばし自分のアイデンティティーを見つけることにもつながります。

Aさんの場合は年を重ねることで「できなくなったら怖い」という思考性に陥りがちなところを「これから何かが始められる」という前向きな生き方につながったわけです。Bさんの場合は「自分なんて」という思考性に陥りがちなところを、「自分を投げ出さない」「自分をあきらめない」という思考性に変化したところに注目したいと思います。

何か一つを人生に生かす

何か一つ、を人生に生かすということはそれがお金になるとか、ほめられるということとは違います。あくまで自分の心の中で、自己肯定感を作り上げていくということなのです。もちろんそれがお金や人からの称賛を得ることになるかもしれませんが、それはあくまで副産物。

目的は何か一つ自分のいいところを見つけ、自らの自己肯定感を作り、それに磨きをかけることで人との比較などしなくていい、自分独自の人生を作ろうということなのです。

専門を追求する

さらにそれが進むと、自分の専門になるまで何か一つを追求することができるはずです。

例えばAさんの場合は人の体の筋肉や「リラックス」について勉強するという可能性が見えますし、Bさんは皮膚の構造の勉強も料理の研究もこれからの可能性を秘めています。Cさんも文学の研究は一生継続できますね。専門を追求していくことは専門のことだけではなく、自分を高めていくことにつながります。

さあ、「あなたの何か一つ」、を見つけてください。それが自分固有の人生を生きるということだと思います。

「時間」と「キレイ」の関係

生理的、心理的時間とのかかわり方

今回は時間とのかかわりを通して、「キレイ」を考えていきたいと思います。

「時間とキレイ」という言葉で、あなたはどんなことを思い浮かべますか？

まずすぐ頭に浮かぶのは、夜は早く寝て、朝は早く起きて、寝る前数時間は何も食べずに胃に負担をかけない、寝る前には携帯の画面を見ない、などということではないでしょうか？　もちろんこうした対処は大事ですね。

でも、こうしたいわば生理学的な時間とのかかわりだけではなく、心と時間の関係も大事です。そこで生理学的な時間とのかかわり、心理学的な時間とのかかわりの双方から、「時間とキレイ」について考えていきたいと思います。

「サーカディアンリズム」とは？

「サーカディアンリズム」については、すでにご存じの方も多いと思います。人間をはじめ地球上の生物は、地球の自転に合わせて生活リズムを持っているということを示します。つまり人間の場合は、朝日が昇ると起きて活動し、夜、陽が沈むと活動を中止して眠るというリズムです。

このリズムが乱れると自律神経の不調をきたして、時差ぼけのような状態に陥ります。「サーカディアンリズム」をキープする生活をするために、夜スマートフォンやパソコンを見ないようにといわれるのです。

スマホとのかかわり

スマートフォンやパソコンには、「ブルーライト」という朝の陽差しと同じように覚せい作用がある光があるために、夜の作業は「起きろ！」といわれているような状況を作り出します。スマホを見るのは夕方まで、というのが自律神経を乱さないコツ。でもむずかしい場合は、ブルーライト防止のフィルムをスマホに貼ったり、ブルーライト遮断の眼鏡をかけるなど工夫が必要です。

またテレビも同様の作用がありますので、夜のテレビ・ビデオは必要なもの以外は見ない、漫然とつけているのはやめるなどの対処が、リズムキープのポイントです。そのことはあとで心理面からさらに解説します。

運動と「サーカディアンリズム」

体を動かしたり、ストレッチする時間を効果的に活用し、「サーカディアンリズム」を保つことも可能です。汗を流すような運動をする時間は、いつごろがいいと思いますか？　これは夕方、仕事や義務でしなければならないことがひと段落したときが効果的です。

寝る前にするとかえって体が興奮状態になり、寝付けなくなります。しかしストレッチなどは、夜寝る前でもリラックスできて効果的。朝は軽く歩いたり、ストレッチで体調を整える程度がいいですね。

時間バランスチェック

よく「リラックスしてのんびりするのがいいですね」という方がいます。もちろんそうなのですが、いつもリラックスしていると、逆にリラックスの心地よさを感じなくなるときがあります。あくまで緊張と弛緩のバランスが大事。そこであなたの生活時間のバランスを点検してください。

【生活時間のバランスチェック】

- 一日の中で、義務や仕事の時間は何%でしょう？
- 一日の中で家族や親せき、友人とのかかわりや、依頼により時間指定で拘束される割合は何%でしょう？
- あなた自身が自分の決定で行動できる時間は、一日のうち何%でしょう？
- あなたが自分のために使う時間は、何%ありますか？
- 意味もなくテレビをつけて、見たくもないのに時間をつぶしていることはありませんか？

- 行きたくもないのに集まりに顔を出したり、暇だから時間つぶしにデパートやショッピングセンターに出かけることはありませんか？
- 一日のうち集中して何かをする、という時間はありますか？
- 何となく、つまみ食いしたりお茶の時間を作っていることはありませんか？
- 一回二〇分以上の長電話、長時間のラインやメッセンジャー通話で過ごすことはありませんか？

さあ、いかがでしょう？　自分主体で動ける時間は、どのくらいありましたか？　家族のことや周囲の人の都合で、自分がしたいことができないことはないでしょうか？

自分の時間、仕事や義務の時間、あるいは家族のために何かをする時間、学ぶ時間、集中の時間、リラックスの時間……、それぞれにバランスを保つことが大事です。

といっても、その時間は物理的な量ではなく質が大事。わずか一〇分の短さでも、大事なリラックスの時間にすることも可能です。無駄な時間をなくす、つまり人の悪口をいったり、見たくもないテレビをつける時間をなくし、その時間を実のある時間に置き換える。深呼吸をしたり、キレイな写真集を見たりして心をキレイに洗う時間にする、ちょっとスクワットする、ちょっとストレッチするなど、体をキレイする時間に、置き換えることも可能です。

こま切れ時間の活用

主婦の方の場合は、「時間があっていいわね」などといわれます。しかし、時間はあるようで、夫や子供が優先で自分自身の時間は作れない、時間がこま切れで何もできないということがあると思います。そういうとき、つい見なくていいネットを見たりしてしまうもの。

これをやめて、自分主体の時間に置き換えましょう。一〇分単位でできる勉強に集中する、というのもいいのではないかと思います。例えばですが、興味のある語学や料理、歴史などで何かテーマを作り、こま切れ時間で勉強するノートを作ります。一〇分間集中してテーマについて調べることを続けると、一か月でかなりの分量になることがわかります。

こうした継続が心をしゃんとさせてくれます。またわずかな時間でも集中する爽快感で、心がすっきりと整うはずです。

年をとると、残された時間も少なくなります。時間を大事に活用し、集中とリラックスのバランスをとり、心と体のキレイをキープしてください。

chapter 4

Nº 5

年齢を味方につける生き方を！

年を重ねて素敵になる

「年齢を味方につける」、そんなことができたら素敵だと思いませんか？

四〇代も半ばを過ぎると、常に「若くなきゃ」とがんばるより、「年齢を味方につける」という視点で年を重ねることができたら、自己肯定感がアップするはずです。

では、「年を重ねたほうが素敵」という人は、どんな人なのでしょう。

具体的にどんな人なのか思い浮かべるのがむずかしいと思う場合は、あなたのお気に入りの、長年使い込んでいるスカーフなどを思い浮かべてみてください。いくら使い込んでいても、色が褪《あ》せていても、清潔な感じがすることが大切です。そして形が崩れていないこと、これも重要です。布が柔らかくなっていても、擦り切れていても、形がちゃんとしている――。

シーズンごとに洗濯をするなどきちんと手入れしてあるものは、時を経ても古臭くならず、逆に自分になじんで年々似合ったりしてくるものです。

人においても、スカーフと似たところがあるのかもしれない、などと思うことがあります。ただしそうあるためには、一工夫が必要です。

年齢を味方につけることについて考えていきましょう。

【年齢を味方につけることができているかチェック】

- 「この年齢だから仕方ない」と思うことが多い。
- 「いまさら」という言葉が口癖。
- この半年、同じ口紅、同じアイシャドーをつけている。
- 体型を隠すことが、ファッションの基本になっている。

- いつもフラットな靴を履いている。
- おなか周りがゆったりした服を着ることが、ほとんどである。
- 食事の量はそれほど変わらないのに、だんだん太ってきた。
- 手の手入れをしていない。
- 体を動かす習慣がほとんどない。
- テレビを見ながら、何となく過ごす時間が多い。
- 違う世代の人とかかわる機会が少ない。
- 努力していると実感することがない。
- 電話で、同年代の知り合いと話し込むことが多い。
- 価値観の違う人とかかわることは避けて過ごしたい。
- 毎日が同じように過ぎ、今日が何曜日かわからなくなったりする。

以上の一五項目のうち、当てはまるものがいくつありましたか？
五つ以上当てはまる方は要注意。六～八つの方は、危険水域です。

得意分野を見つけて深める

年齢を味方につけるには、心の視点の向け方に注意を払いましょう。年を重ねて素敵ということは、これまでの経験の蓄積が栄養になり、輝いているわけですから、そのおおもととなる「蓄積」の部分に目を向ける必要があります。そこであなたの心の蓄積となっているものは何か、考えましょう。これまでのあなたの得意なことは、何でしょう？　あなたにしかできない、と思うことはありませんか？

それをリストアップしてください。どんなことでもいいのです。

焼き魚を上手に作る、味噌汁が家族に好評だ、片付けがうまい、介護が得意、スーパーでおいしい野菜を選ぶのがうまい、スーパーで仕事をしてきたのでレジ打ちが得意、安い食材を見つけるのが得意、家族でトラブルが起きたときの調整がうまい、ものを書くことが得意、映画をたくさん見ている、お芝居に関して評論ができる、書道を長年続けている、歌舞伎をたくさん見てきた……。

何でもいいのです。そのあなたの得意分野を、さらに磨くために、あなたよりその分野について詳しい人の意見を聞いたり、図書館で調べてみたり、新聞で関連記事を集めたりしてみてはいかがでしょう。そうした調査のノートを作り、毎日記載する。自分なりの研究を少しずつ重ねてみてください。

そんな積み重ねをしていると、次第に自分と同年代だけでなく、違う世代の人との接点が生まれます。

若い世代と対等な立場でかかわれる何かを持つことは、心を老化させないために必要です。いつまでも学び探求する姿勢が、年齢という枠を超えた生き方につながります。

そのほか毎日にメリハリをつけ、だらだらと過ごさない、リズムを持って過ごす、責任を持って物事を行う……緊張感を持ち続けることも必要です。

外見に気を配ることも必要

年齢を味方につけるには「清潔感」と「型崩れ防止」が大事です。外見についても注意を払いましょう。

美しい手とは、しわがあってもきちんと手入れしてある手のことをいいます。乾燥やひび割れ、爪が汚いなどは清潔感を失わせます。手と爪をキレイに保ちましょう。

髪がくちゃくちゃ、なども論外ですね。いつも同じ色使いで、変化がない化粧も心を停滞させます。姿勢をよくしようと心がけることも大事。体型を隠す服を着ていると体の線が崩れてきます。緊張感をもたせるような体にフィットした服を週一回は着たり、ウエスト部分を隠さないようにすると、体に緊張感が生まれます。上手に「緊張」と「リラックス」のバランスをとることが、年齢を味方につけることといえるでしょう。

四六歳からの体型キープ術

あきらめと思い込みをやめてみよう！

二〇代、三〇代のころはやせていてスタイルがよかったのに、と嘆く女性、多いですね。

若いころと同じような食生活なのにやせない、プールで泳いで運動しているけどやせない、夜八時以降は食べないのにやせない、万歩計をつけて歩くようにしているけどやせない、どうやってダイエットしたらいいのか……、などなど。こうした悩みを聞くことが多いのですが、あなたはいかがでしょうか？

そこで今回のテーマは、四六歳からのスタイルをいい感じにするための方法について考えてみることにしましょう。

その中で、まず大事なことは「思い込みであきらめない」、ということです。年をとったら、基礎代謝も低下するし衰える、という思い込みがないでしょうか？

私はこの思い込みと決めつけがもっとも危険だと思っています。年だから体型が崩れている、太るのはしかたない、重力で落ちてくる、なんて思っていませんか？

とんでもないです。決めつけて自分にレッテルを貼ると、自分の可能性はすべてなくなってしまいます。まずその思い込みを捨ててください。体型をキープするのは、ちょっとした努力で大丈夫なのです。

無理なくできる体型キープのヒント

ヒント１　代謝を上げる

年齢が一〇歳上がると、基礎代謝は一〇％低下します。ですから若いころと同じように食べていれば、確実にその分は脂肪になり太ります。

とはいえ、一〇歳年をとるごとに食事を減らすのはさみしい。ならば、基礎代謝を上げるように、つまり燃焼しやすい体にしていけばいいのです。それには体の組成のうちの筋肉量を多くすればいいわけです。

いま、かなりたくさん食べていて、体脂肪が増えている方なら、チャンスです。その脂肪を筋肉に作り変えればいい。単に有酸素運動で歩く、または水中ウォーキングをするのではなく、週に三回から五回、一〇分でいいので家で簡単な筋トレをしてみましょう。

一キロのダンベルがあればベストですが、ない方は一・五リットルのペットボトルを使って、簡単な筋トレです。

両腕で各一本ずつを持ち、体を左右に揺らす。気持ちがいい程度に、体を動かします。これを左右一〇回ずつ。続いてボトル一本を右手で持ち、体を右に倒しもとに戻します。

無理なく心地よくストレッチできるくらいの角度で一〇回。これが終了したら今度は左手に持ち替え、体を左に一〇回倒して戻す。これで上半身の簡単筋トレ終了。

このくらいならできますね。今日はもっとしたいなという方は、二セットどうぞ。

体を構成する成分のうち筋肉量が増えると、同じ運動をしても代謝が上昇するのでいわゆる脂肪が燃えやすい体になります。

年齢に負けない体は、この筋肉量で決まるのです。あきらめないでください。本格的な筋トレを無理にしなくても、日々の簡単な筋トレで体型はキープできます。

ヒント2 姿勢をよくする

姿勢が悪いのがよくないのは、単に見栄えが悪いだけでなく、大きな筋肉を活用できず、筋肉量を減らす要因になります。姿勢が悪いと体の可動域が縮小します。

すると体を支える大きな筋肉、つまり代謝量が多い筋肉を活用できなくなり、小さな筋肉を使うだけなので代謝が低下してしまいます。これが太る要因になります。

例えば大殿筋《だいでんきん》という臀部《でんぶ》の大きな筋肉や脊柱起立筋《せきちゅうきりつきん》という背骨を支える大きな筋肉は、姿勢が悪いと十分に活用できなくなります。姿勢をよくするためには、筋肉の柔軟性をよくすることも大事です。

一日朝昼夕一回ずつ時間を決めて姿勢を点検し、体を伸ばしストレッチをしてください。姿勢をよくして大きな筋肉を十分使う、これがプロポーション維持に役立ちます。

ヒント3 ストレッチ小物を活用しよう

筋肉の柔軟性をキープすることは大事ですが、体を伸ばそうとするときに、つい、ほどほどのところでやめてしまって、きっちりと伸ばせないことがあります。

そんなときは、体に負担をかけないストレッチを可能にする小物を使うのもいいかもしれません。

私は家に「ストレッチポール」というゴム製の軽い円柱のポール、小さなバランスボール、そしてゴム製のバンドを用意しています。

まず、ゴム製のバンドを使って、二〜三分腕を伸ばし体をひねります。次に「ストレッチポール」に乗り、五分くらい体を伸ばし腕をまわします。背中がゆるみますし、腕も楽になります。

最後は小さなバランスボールを頭の下、首の付け根に置き仰向けになります。すると、首の筋肉がゆるみます。これらの小物は、それほど高価ではなく、場所もとらないので便利です。

ヒント4 日常生活を燃焼系に変える

ちょうど一年前、仕事部屋の移動があり、それまで一階だった部屋が三階になりました。エレベーターを使えない場所なので、毎日朝と昼必ず三階まで上り下りをします。

それに加え会議があったり診療があるときは、別の棟に歩きます。それらの場所が三階だったり地下二階だったりして、毎日階段の上り下りが頻繁になり

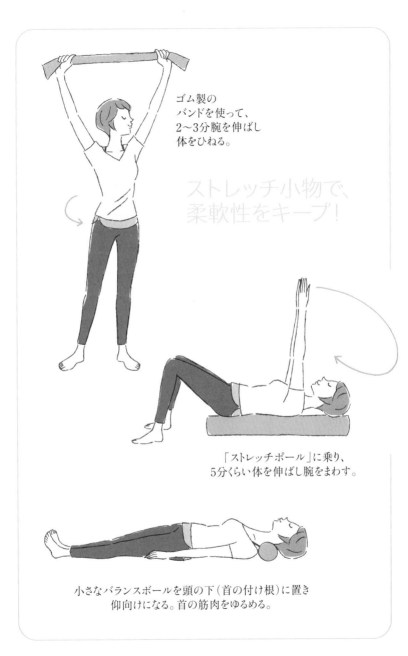

ストレッチ小物で、柔軟性をキープ！

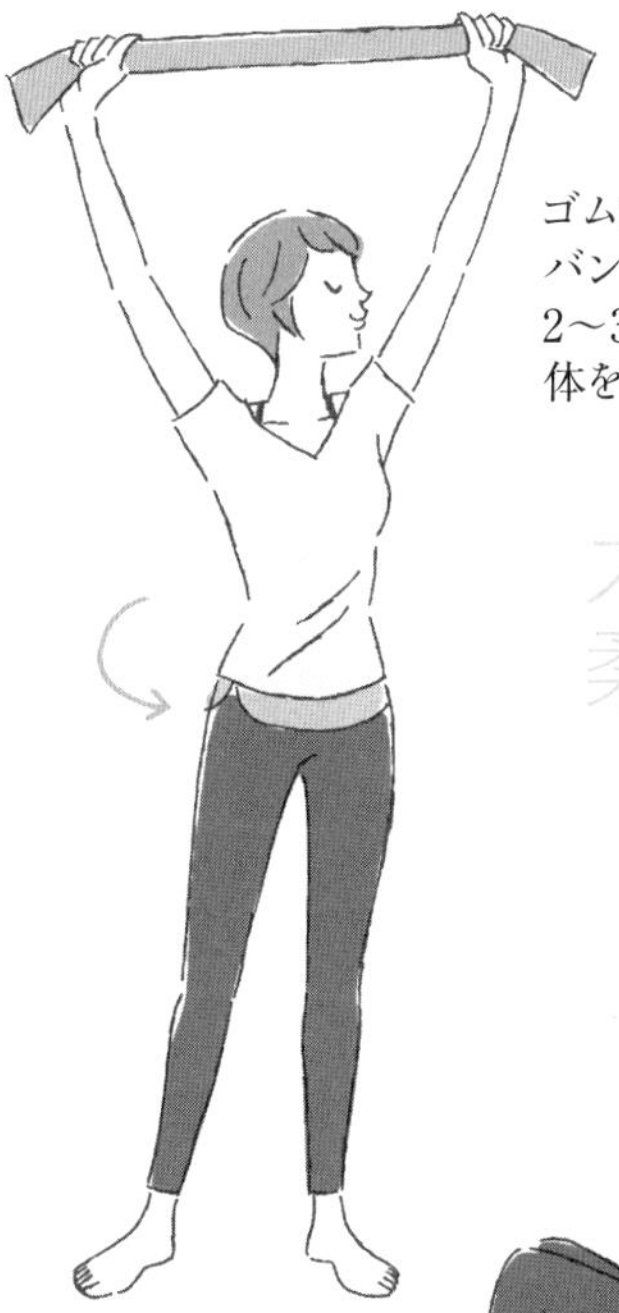

ゴム製の
バンドを使って、
2〜3分腕を伸ばし
体をひねる。

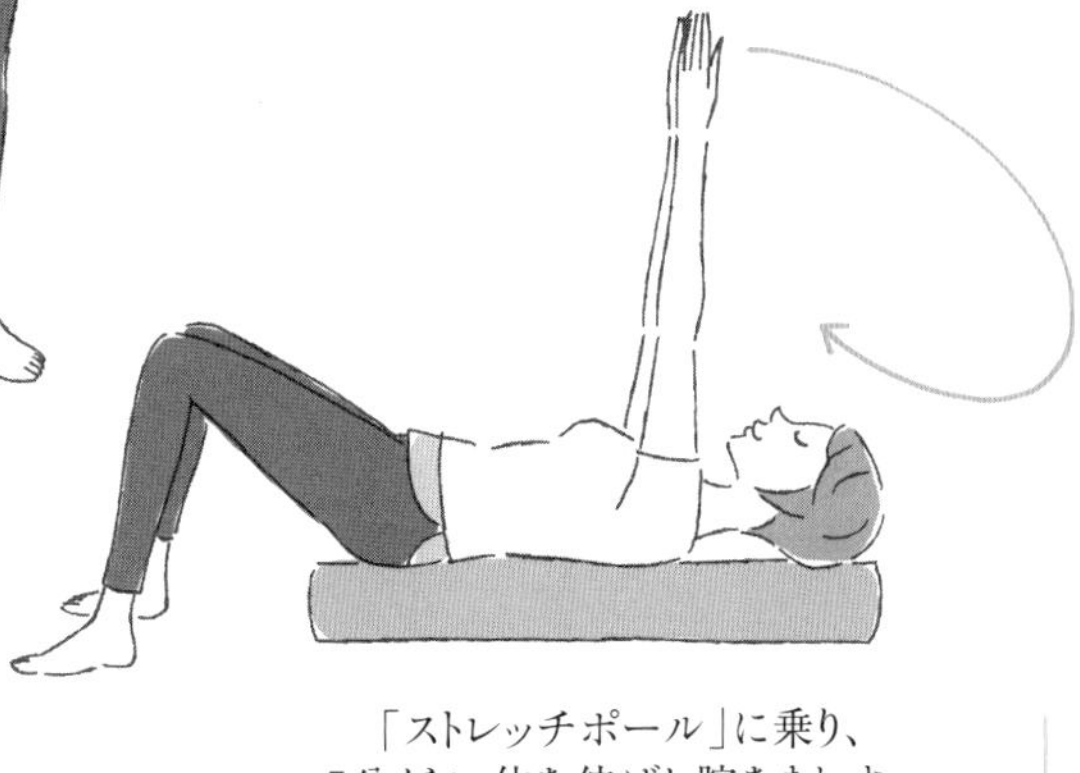

「ストレッチポール」に乗り、
5分くらい体を伸ばし腕をまわす。

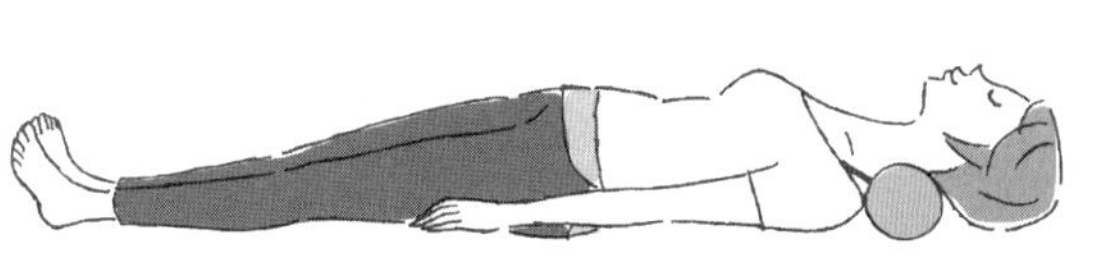

小さなバランスボールを頭の下（首の付け根）に置き
仰向けになる。首の筋肉をゆるめる。

ました。

そんなとき、たまたまスポーツジムで体の組成を測定する機会があり驚きました。毎日食事量がかなり多く、あまりジムでトレーニングをしていないにもかかわらず筋肉量、特に体幹部と脚の筋肉量が増え、基礎代謝は五％上昇していました。

階段は最高のトレーニングマシーンです。

階段を上るときは、太ももの裏側の筋肉のグループ「ハムストリング」を使いますし、下りるときには脚の前側の筋肉を使い、ゆっくりバランスをとります。

しかも体全体のバランスを維持するために、体幹部の筋肉を使うわけですから、階段を格好のトレーニングマシーンにしてはいかがでしょう。

買い物や駅で、「さあ、筋トレ」と思って姿勢をよくして階段を使うと、一年後は筋肉量が増えるはずです。年だからだめ、なんていわず、ぜひお試しください。

「キレイ」はいまからでも作れます。凛とした生き方の姿勢が「キレイ」への道といえるでしょう。

さあ、一緒にこれからスタートしましょう。

海原純子 うみはら・じゅんこ

医学博士・心療内科医・産業医。東京慈恵会医科大学卒業。ハーバード大学客員研究員を経て、日本医科大学特任教授、昭和女子大学特命教授を務める。被災地の調査論文で平成28年度日本ストレス学会・学会賞を受賞。ジャズシンガーとしても活動中。オリジナルを含むジャズアルバム「Rondo」を2019年リリース。近著に『今日一日がちいさな一生』（あさ出版）、『こころの深呼吸』（婦人之友社）など著書多数。

本書は、月刊『清流』連載の
「キレイの医学」（2017年5月号〜2019年12月号）に
加筆・修正をしたものです。

イラスト　永峰祐子
ブックデザイン　小林義郎

さびない女を作る
46歳からのキレイの医学

2020年7月23日　初版第1刷発行

著　者　　海原純子

発行者　　松原淑子

発行所　　清流出版株式会社
〒101-0051
東京都千代田区神田神保町3-7-1
電話　03-3288-5405
ホームページ　http://www.seiryupub.co.jp/

編集担当　　秋篠貴子

印刷・製本　　図書印刷株式会社

乱丁・落丁本はお取替えいたします。
ISBN978-4-86029-495-3